A Clínica Fonoaudiológica
e a Psicologia Clínica

Dados Internacionais de Catalogação na Publicação (CIP)
(Câmara Brasileira do Livro, SP, Brasil)

Ancona-Lopez, Lilia
A Clínica Fonoaudiológica e a psicologia clínica / Lilia Ancona-Lopez. –
São Paulo: Plexus Editora, 2004.

Bilbiografia.
ISBN 85-85689-65-X

1. Distúrbios da voz – Tratamento 2. Fonoaudiologia.
3. Fonoaudiologia – Estudo de casos 4. Psicologia clínica
5. Reich, Wilhelm, 1897-1957 I. Título

04.1480   CDD-616.8550019

Índice para catálogo sistemático:
1. Clínica fonoaudiológica e psicologia clínica
   616.8550019

Compre em lugar de fotocopiar.
Cada real que você dá por um livro recompensa seus autores
e os convida a produzir mais sobre o tema;
incentiva seus editores a encomendar, traduzir e publicar
outras obras sobre o assunto;
e paga aos livreiros por estocar e levar até você livros
para a sua informação e o seu entretenimento.
Cada real que você dá pela fotocópia não autorizada de um livro
financia o crime
e ajuda a matar a produção intelectual de seu país.

A Clínica Fonoaudiológica e a Psicologia Clínica

Lilia Ancona-Lopez

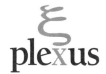

A CLÍNICA FONOAUDIOLÓGICA E A PSICOLOGIA CLÍNICA
Copyright © 2004 by Lilia Ancona-Lopez
Direitos desta edição reservados por Summus Editorial

Capa: **Ana Lima**
Editoração e Fotolitos: **All Print**

Plexus Editora

Departamento editorial:
Rua Itapicuru, 613 – 7º andar
05006-000 – São Paulo – SP
Fone: (11) 3862-3530
Fax: (11) 3872-7476
e-mail: plexus@plexus.com.br

Atendimento ao consumidor:
Summus Editorial
Fone: (11) 3865-9890

Vendas por atacado:
Fone: (11) 3873-8638
Fax: (11) 3873-7085
e-mail: vendas@summus.com.br

Impresso no Brasil

Agradecimentos

Agradeço à minha irmã e orientadora, professora dra. Marília Ancona-Lopez, que por seu interesse nas práticas clínicas e na interdisciplinaridade compreendeu minhas dúvidas e se dispôs a me orientar, ajudando-me a esclarecê-las. Nesta trajetória, deixou que eu buscasse meu próprio caminho, sinalizando e orientando por meio de suas leituras cada passo de meu trabalho. A você, minha irmã, a quem sempre admirei, mas agora admiro ainda mais profundamente, agradeço também os muitos finais de semana em que alternamos momentos de trabalho e de lazer que vão ficar sempre na minha memória. Sua postura profissional, conseguindo separar o papel de irmã daquele de orientadora, serviu-me de exemplo para meu crescimento pessoal e profissional.

À Yessica, por sua disponibilidade e abertura como contribuição essencial para este livro. Acima de tudo, meu agradecimento por sua força e energia na busca do autoconhecimento e enfrentamento de suas dificuldades. Quisera que muitos fonoaudiólogos pudessem ter uma cliente como você.

A meus colegas do Programa de Estudos Pós-Graduados em Psicologia Clínica, do Núcleo de Práticas Clínicas, com seu interesse pelo tema deste trabalho, que deram-me força e apoio além de contribuir com críticas e comentários ao lerem meus primeiros escritos. A vocês todos minha sincera gratidão.

Ao professor Marcos Cipullo, por sua orientação, por suas sugestões de leitura e por seus comentários atentos, além do apoio e da paciência nos momentos de desespero.

À Vera Furia, pela orientação nos primeiros atendimentos e por sua contribuição com sugestões sempre ricas.

À professora dra. Yvette Gohara Yeya, pela leitura de vários trechos desta obra e por sua disposição em me orientar caso fosse necessário.

Ao professor dr. Paulo Albertini por ter me ajudado a compreender melhor os conceitos reichianos.

À professora dra. Isis Meira, por seus valiosos comentários, suas sugestões e perguntas feitos durante o exame de qualificação que muito contribuíram para a finalização deste trabalho.

À professora dra. Léslie Piccollotto Ferreira agradeço as orientações no atendimento do caso de voz.

À PUC-SP que, com a bolsa dissídio coletivo, permitiu a realização da tese que originou este livro e contribuiu para meu crescimento profissional.

Ao diretor do Centro de Saúde, Geraldo de Paula Souza, dr. Cláudio Gastão J. de Castro e à fonoaudióloga Denise Mallet, pelo oferecimento e pela disponibilização do espaço físico do Centro para a realização da pesquisa aqui relatada, embora este não tenha sido necessário.

Às colegas de tantos caminhos, Marilia Marino e Maristela Gasbarro, por sua presença e seu apoio tanto no exame de qualificação quanto em diversos momentos deste percurso.

À colega Nadir Haguiara-Cervellini, pela disposição em ler o texto final e por suas sugestões.

À minha irmã, professora dra. Silvia Ancona-Lopez pelo interesse em me ajudar sempre que possível.

Às alunas do curso de fonoaudiologia, pela força, pelo incentivo e interesse.

À Nice, pelo almoço, pela roupa lavada e passada.

A meus filhos, pela, solução dos inúmeros problemas no uso do computador.

À tia Cia, por sua presença e companhia.

À minha mãe, pelo incentivo e pelos constantes empurrões para que eu finalizasse este livro. Sua coragem e força, demonstradas ao longo da vida, são para mim um modelo mais do que perfeito a ser seguido. Seu amor e carinho, além da presença nas horas em que me eram possíveis uma pausa e algum descanso, são e serão sempre insubstituíveis. Obrigada por tudo.

A cada uma dessas pessoas e a tantas outras cujos nomes não estão aqui registrados, mas contribuíram para a realização deste trabalho, minha mais profunda gratidão.

Sumário

Introdução 11

1 Fundamentos da abordagem corporal de base reichiana 23

2 Bases para a análise de caráter nos distúrbios da voz 39

3 A abordagem corporal na clínica fonoaudiológica 51

4 Apresentação do estudo de caso de Yessica 65
    História e demanda 67
    Considerações diagnósticas 69
    Relato das seis primeiras sessões do tratamento de Yessica .. 81
    Relato das sessões de 7 a 13 99
    Relato das sessões de 14 a 22 115
    Relato das sessões de 23 a 30 129

5 Reflexões sobre o caso de Yessica 141
    Considerações a respeito do trabalho sobre os anéis da couraça
    muscular e a liberação das emoções neles incrustados 142
    A presença das manifestações caracterológicas
    na realização da terapia fonoaudiológica 145
    O manejo das resistências e a transferência negativa no
    trabalho fonoaudiológico 147
    A incorporação da voz como um traço do caráter pela cliente e
    considerações a respeito da alta na terapia fonoaudiológica 150

6 Sobre a interlocução entre a clínica fonoaudiológica e a
    psicologia clínica 153

Referências bibliográficas 159

Introdução

A linguagem compõe nossa subjetividade, constitui nossos comportamentos, nossa cognição e nosso corpo. Ela é mais do que um instrumento disponível para o uso do homem e não pode ser desvinculada dele como um todo. Mesmo tendo características próprias, em todas as suas manifestações e expressões, compõe o homem e o seu mundo.

Pelo fato de o estudo da linguagem abarcar inúmeras áreas de conhecimento, a fonoaudiologia que a tem como objeto tem discutido e pensado a própria identidade, que se estabelece entre os vários domínios científicos que incidem em seu campo de atuação. Não é sem razão que durante muito tempo refletiu-se em fonoaudiologia sobre a questão do uso do conhecimento produzido por outras ciências tais como a lingüística, a medicina, a psicologia e a educação. De fato, o entrecruzamento de saberes de origem distinta e a interlocução com referenciais de outras áreas de conhecimento ocorrem em todas as disciplinas e profissões. Se, no início, o uso de outros referenciais pode parecer indiscriminado ou eclético, com o tempo esses conhecimentos vão sendo modificados e transformados, adquirindo caráter e feições próprios.

Nesse caminho é preciso, em diversos momentos, pensar as aproximações e as distâncias que vão se estabelecendo no diálogo interdisciplinar, bem como a possibilidade e a validade da apropriação dos conceitos, para delinear com maior clareza as especificidades de cada disciplina e profissão. Ademais, os movimentos do desenvolvimento teórico refletem-se nos atos profissionais; as

12   LILIA ANCONA-LOPEZ

técnicas e práticas vigentes nos vários períodos da profissão relacionam-se com as teorias predominantes da época.

Como a fonoaudiologia é ainda recente e seu campo de conhecimento e ação desenvolve-se em direções variadas, o fonoaudiólogo muitas vezes ainda usa, em seu trabalho, referências teóricas e técnicas diversificadas provenientes de outras áreas do saber.

Desse modo, é possível encontrar na literatura fonoaudiológica, a partir da década de 1980, vários depoimentos que indicam a utilização de referências de outros campos.

Meira (1990), por exemplo, faz referência a autores de diferentes áreas e enfoques como Jung, Reich, Perls, Lowen, Feldenkrais, Laban, Alexander, Souchard, Rolf e Mindell, explicando que a leitura desses autores levou-a a descobrir a importância do trabalho corporal em fonoaudiologia, pois eles mostravam, "[...] a importância do corpo e a importância do trabalho corporal para o maior conhecimento e evolução do homem"[1].

Ferreira (1992) indica a utilização do referencial da Análise do Discurso[2], proveniente da lingüística, para pontuar que na avaliação da voz devem-se considerar os processos dialógicos, ou seja, aqueles que ocorrem no diálogo presente na interação terapeuta-paciente, levando em conta que os significados são construídos conjuntamente. A autora enfatiza a importância

---

1.   MEIRA, M. I. M. *O trabalho corporal em fonoaudiologia.* Revista *Lugar em Fonoaudiologia*, Rio de Janeiro: Universidade Estácio de Sá, junho de 1990, n.º 3, p. 34.

2.   A Análise do Discurso é uma vertente da lingüística que, na expresssão de Orlandi (1988), "estuda os processos de constituição do fenômeno lingüístico e não meramente o seu produto" (p. 17), havendo uma relação de mutualidade constitutiva entre a linguagem e os processos histórico-sociais. A Análise do Discurso estuda, portanto, os processos de produção e as relações de sentido presentes na formação do discurso. Para que o leitor possa se informar melhor sobre esse assunto, ver Orlandi, E. P., *Discurso e leitura*, São Paulo: Cortez; Campinas: Editora da Universidade Estadual de Campinas, 1988, p. 17.

das condições sociais da produção da voz, do que é dito e de como é dito.

Cunha (1997) fala da introdução da teoria psicanalítica no campo fonoaudiológico, ressaltando que não se trata da simples aplicação de uma teoria já pronta a outro campo, mas do estabelecimento de uma relação de contigüidade pela utilização de alguns conceitos, resultando em uma reelaboração própria do conhecimento fonoaudiológico. A autora afirma ainda que a teoria fonoaudiológica fragmenta-se *"em vários campos de conhecimento..."* [3], citando entre estes a medicina, a psicologia, a psicanálise, a lingüística e a educação, o que gerou a busca de uma epistemologia fonoaudiológica.

Por ser uma das pioneiras no exercício da fonoaudiologia na cidade de São Paulo, vivi pessoalmente as dificuldades decorrentes das questões levantadas durante o processo de apropriação dos conhecimentos oriundos desses outros domínios. Consciente das lacunas existentes em minha formação, já durante a graduação lutei pela introdução no currículo dos saberes advindos de outras disciplinas, em particular da psicologia.

Meu interesse pela psicologia decorreu de minha proximidade com os temas dessa profissão – pelo fato de ter duas irmãs psicólogas –, o que tinha como efeito freqüentar um ambiente social e familiar no qual termos e conceitos da área faziam parte da linguagem cotidiana. Acompanhava várias discussões sobre a psicologia como uma ouvinte casual. Tal contato fazia que eu idealizasse uma consistência teórico-prática que fundamentava o trabalho desses profissionais ao mesmo tempo que eu ficava cada vez mais consciente das lacunas teóricas existentes na fonoaudiologia.

Essas condições fizeram que, logo depois de formada em fonoaudiologia, fosse buscar uma formação na área da psicologia,

---

3. CUNHA, M. C. *Fonoaudiologia e psicanálise: a fronteira como território.* Tese de doutorado, PUC-SP, 1997, p. 9.

iniciando, no Instituto de Psicologia da Universidade de São Paulo, o Programa de Mestrado em Psicologia – área de concentração em Psicologia Experimental. Escolhi esse curso porque queria saber como ensinar e o que fazer para que as crianças aprendessem a falar, função que, a meu ver, me cabia nos consultórios em que comecei a trabalhar. A abordagem experimental tinha muita força nos estudos de aprendizagem daquela época, e esse curso oferecia uma importante fonte de conhecimentos – além de fornecer uma boa formação para a realização de pesquisas científicas, enfatizando o rigor e a organização necessários para esse fim.

Iniciei minha prática profissional, como fonoaudióloga, em uma clínica de psicologia, local em que, junto com duas colegas, exercia a profissão numa posição de dependência e subordinação a duas psicólogas responsáveis pelo setor em que atuávamos. As discussões dos casos eram permeadas pela leitura psicológica deles e os distúrbios fonoaudiológicos começavam a ser compreendidos em sua vinculação com a personalidade dos clientes. Além desse trabalho, associei-me a outras quatro psicólogas, montando uma clínica de psicologia e fonoaudiologia. Éramos então supervisionadas por um psiquiatra[4] que tinha uma visão abrangente sobre o trabalho institucional interdisciplinar, e com quem discutíamos os casos atendidos pela equipe.

Durante essas atividades tinha cada vez mais consciência do desalinhamento entre o conhecimento advindo de minha formação e a compreensão dos distúrbios de linguagem que tratava. Esta última baseava-se na visão fonoaudiológica que, eminentemente pragmática na época, propunha-se à correção e à eliminação dos sintomas, fazendo que estes parecessem desvinculados das pessoas que os manifestavam. Por outro lado, levar em conta

---

4. Nessa ocasião éramos supervisionadas pelo dr. Dante Di Loreto, médico psiquiatra habituado a trabalhar com equipes multiprofissionais.

a subjetividade da pessoa tendia a ser considerado uma transgressão aos limites da fonoaudiologia, penetrando no campo de outra área profissional.

Os psicólogos com quem eu convivia tinham uma abordagem existencial e humanista da psicologia; alguns deles desenvolviam também um trabalho corporal. Essa convivência me fez percorrer territórios em que esse conhecimento se desenvolvia, freqüentando palestras e cursos que seguiam essa linha[5]. Por outro lado, o fato de estar freqüentando o Programa de Mestrado em Psicologia dava-me elementos para que eu pudesse pensar sobre diferentes abordagens psicológicas e começar a considerar suas relações com o meu trabalho. Esbarrava, porém, nessas considerações com a limitação das orientações psicológicas que me eram dadas, sempre sendo parcialmente exposta às teorias, pois os psicólogos com quem entrava em contato consideravam que não deviam transmitir todas as informações que possuíam a alguém de outra área.

A preocupação de estabelecer e firmar uma identidade profissional ainda em formação gerava insegurança, o que resultava na limitação da atuação do profissional e da discussão de aspectos psicológicos e/ou médicos dos casos, para não ultrapassar os contornos profissionais pela possível invasão de áreas limítrofes. O fato de o primeiro curso de fonoaudiologia estar vinculado ao de psicologia na Pontifícia Universidade Católica de São Paulo e ao de medicina na Universidade de São Paulo, e de ter sido fundado por profissionais da área médica e psicológica, ajudou a tornar a vigilância sobre os limites da profissão ainda mais forte.

Já observava, nessa ocasião, o que mais tarde verifiquei:

---

5. Alguns profissionais com quem eu convivia eram supervisionados pelo dr. Petho Sandor, um dos pioneiros da abordagem corporal em São Paulo. Cheguei também a freqüentar alguns cursos de duração breve oferecidos pelo dr. Sandor, que abordavam a questão do corpo e discutiam a importância e os efeitos do relaxamento no tratamento de problemas mentais.

[...] o fonoaudiólogo era limitado em sua ação e na visão que poderia ter acerca de seu objeto de estudo. Ficava subordinado aos que tinham acesso às informações que lhe permitiriam refletir sobre a sua atividade.[6]

Ainda nesse mesmo estudo, apontei a limitação imposta ao fonoaudiólogo quando afirmei que este, impossibilitado de realizar diagnóstico, função reservada ao foniatra, deixava de "ter uma visão ampliada do problema que lhe era trazido, tendo apenas a visão que era dada por outros, o que dificultava ainda mais a relação com o próprio fenômeno estudado".[7]

Casei-me nesse período e, terminadas várias disciplinas na pós-graduação em Psicologia Experimental da Universidade de São Paulo, mudei-me com meu marido para os Estados Unidos. Lá busquei dar continuidade à minha formação, optando por aprofundar os conhecimentos na área de Patologia da Linguagem, na Universidade de Syracuse. Os estudos nessa área fundamentavam-se em uma visão organicista, enfatizando os aspectos médicos e educativos da fonoaudiologia. Comecei a direcionar meus estudos para a gagueira. Notei que aperfeiçoava meu domínio técnico da área, mas continuava a sentir a necessidade de abordar o cliente em sua totalidade. Obtive o título de "Master of Science" e após três anos e meio voltei ao Brasil.

Ao voltar a São Paulo, comecei a lecionar na Pontifícia Universidade Católica de Campinas e a atender em um consultório particular. O título de "Master of Science" não foi reconhecido no Brasil, pois não incluía a elaboração de uma dissertação. Realizei então um novo mestrado, na Pontifícia Universidade Católica de São Paulo, no Programa de Distúrbios da Comunicação.

---

6. ANCONA-LOPEZ, L. *O papel profissional do fonoaudiólogo junto aos familiares de seus pacientes*. Dissertação de mestrado, PUC-SP, 1992, p. 28.

7. *Ibidem*, p. 30.

Minha dissertação, *O papel profissional do fonoaudiólogo junto aos familiares de seus pacientes*[8], versou sobre o modo como os fonoaudiólogos trabalham, os recursos que usam e a formação necessária para realizar esse trabalho ao lado das famílias. Paralelamente, continuei a buscar conhecimentos psicológicos que pudessem complementar minha atividade profissional.

O movimento de procura de orientação psicológica por parte de profissionais não psicólogos, como educadores, fonoaudiólogos e outros profissionais da área da saúde e educação, começava a crescer desde a década de 1970. Por isso existiam, como ainda existem, cursos que orientavam esses profissionais, resguardando os limites de atuação e selecionando os conhecimentos que podiam ser transmitidos a eles. Fiz alguns desses cursos e busquei supervisão nas áreas de Aconselhamento Psicológico, Psicodrama Pedagógico e Operadores Orgonômicos.

Os estudos de Aconselhamento Psicológico foram muito valiosos para meu desenvolvimento profissional. Além de ter tido acesso à teoria de Carl Rogers e de estudá-la em profundidade, participando de grupos de vivência e estudo, tive também supervisões com profissionais da área[9]. Aprendi estratégias de entrevistas semidirigidas e não dirigidas, passando a ouvir mais o cliente e deixando-o manifestar-se. Percebi a importância do respeito e da consideração para com a subjetividade do cliente, procurando compreendê-lo no modo de elaborar seu problema e acreditando em sua potencialidade para se desenvolver. Aprendi a apoiá-lo, a reconhecer e apontar algumas de suas dificuldades no relacionar-se comigo, com as atividades propostas e com seus problemas de linguagem.

---

8. ANCONA-LOPEZ, L. *op. cit.* São Paulo, PUC-SP, 1992.
9. Participei de grupos de vivência e estudo com a introdutora de Carl Rogers no Brasil, dra. Rachel Lea Rosenberg, e tive supervisão com as psicólogas Edna Candotti e Sara Uberreich.

A formação em psicodrama pedagógico decorreu da percepção de que meus alunos, no curso de Fonoaudiologia da Pontifícia Universidade Católica de Campinas, desenvolviam-se do ponto de vista técnico, mas não estavam preparados para reconhecer e trabalhar os relacionamentos estabelecidos com os clientes que começavam a atender. Como supervisora, sentia necessidade de ajudá-los também nesse aspecto.

O curso de psicodrama pedagógico aproximou-me da concepção moreniana de homem, permitindo uma compreensão mais abrangente dos distúrbios de linguagem que deixaram de ser vistos como desvinculados do sujeito e sua história, e passaram a ser encarados como manifestações na vivência restrita e conservada de um papel. Entretanto, quando fiz essa formação, ainda havia discussões freqüentes sobre as possibilidades e os limites do psicodrama pedagógico em relação ao terapêutico, diferenças que, embora estejam gradualmente sendo superadas nos cursos de formação, ainda persistem, pois permanece o medo de ultrapassar limites de ação e de conhecimento entre essas áreas.

O psicodrama levou-me ao aprofundamento do estudo do corpo, confirmando que a linguagem corporal, manifestada nos gestos, nas posturas e nos movimentos, é instrumento nobre para a compreensão dos dramas vividos pelo protagonista durante as dramatizações.

A partir daí aumentou meu interesse pelos autores que trabalham o corpo. Mediante leituras e supervisões[10] iniciei meus estudos nessa área com os textos de Lowen, mas foi a leitura de *Análise do caráter*, de Reich[11], que deixou evidente a abrangência teórica de suas posições e a possibilidade do estabelecimento de pontes entre suas idéias e o conhecimento fonoaudiológico.

---

10. Fiz supervisão com a psicóloga e professora Maria da Glória Gonçalves de Miranda.
11. REICH, W. (1933). *Análise do caráter*. São Paulo: Martins Fontes, 1995.

A CLÍNICA FONOAUDIOLÓGICA E A PSICOLOGIA CLÍNICA

Procurei então o curso de Operadores Orgonômicos[12], habilitando-me para observar e trabalhar com o fluxo de energia presente nos grupos e nas pessoas, a partir de movimentos corporais.

Esse curso deu-me acesso a leituras de autores neo e pós-reichianos, enfatizando meu interesse pelo equilíbrio e movimento energético no corpo humano. Também possibilitou-me compreender o funcionamento das defesas crônicas no corpo e uma visão dos modos de abordá-la. Senti necessidade de entender melhor esse funcionamento e a possibilidade de apropriar-me dessa abordagem no atendimento fonoaudiológico. Foi durante esse percurso que ingressei no Programa de Estudos Pós-Graduados em Psicologia Clínica da Pontifícia Universidade de São Paulo, iniciando a tese de doutorado que originou este livro. Durante esse curso, Reich despontou como um autor que abria a possibilidade de uma interlocução com a clínica psicológica, uma vez que sua teoria inclui uma abordagem do corpo e fornece uma compreensão ampliada, teórica e técnica dos distúrbios com os quais o fonoaudiólogo trabalha.

Ao buscar defender uma tese em um programa de psicologia clínica, já tinha como certa minha identidade de fonoaudióloga que não passou incólume a todo esse trajeto. Do ponto de vista da produção do conhecimento na área da fonoaudiologia, os instrumentos e as ferramentas que permitiram aprofundar minha ação clínica apontaram a possibilidade de integrar à fonoaudiologia alguns conhecimentos da psicologia com base na visão reichiana, contribuindo para a formação de uma perspectiva corporal como eixo para o trabalho fonoaudiológico. Nessa direção, interessei-me por delinear com mais clareza a compreensão e o desenvolvimento de um trabalho clínico-fonoaudiológico que

---

12. Fiz o curso de operadores orgonômicos na Sociedade de Vegetoterapia de São Paulo (Sovesp).

contemplasse aspectos psicológicos, do ponto de vista de abordagem corporal, que contribuísse para os profissionais da categoria que vivessem interesses semelhantes.

O objetivo deste livro é, portanto, compreender o fazer fonoaudiológico, com base em uma leitura e em um trabalho corporal reichiano.

A obra resulta, assim, de minha trajetória na busca de um eixo profissional, de como estabeleci os contornos de minha atuação clínica, de como fui delimitando minhas funções e as escolhas das técnicas a serem aplicadas, enfim, de como constituí minha ação na prática fonoaudiológica, visando à construção de um modo singular de trabalhar nesta clínica.

Em seu desenvolvimento revejo no Capítulo 1 as conceituações de Reich que me parecem as mais importantes para o trabalho fonoaudiológico. No Capítulo 2, estabeleço relações entre os fundamentos reichianos e o distúrbio da voz.

No Capítulo 3, faço uma revisão da literatura fonoaudiológica sobre o trabalho corporal e as técnicas e abordagens utilizadas pelos fonoaudiólogos.

No Capítulo 4, utilizo as colocações anteriores na análise de um caso clínico por mim atendido para alcançar o que me propus – um olhar fonoaudiológico fundamentado na abordagem corporal reichiana.

A decisão de realizar um Estudo de Caso baseou-se no fato de essa metodologia possibilitar uma elaboração sistemática e aprofundada do atendimento realizado com vistas ao objetivo perseguido. Esse atendimento foi atravessado pelo olhar reichiano. Durante o atendimento, na avaliação e análise do caso foi possível verificar como se estabeleciam os contornos da prática, como eram utilizados os pressupostos teóricos que fundamenta vam o trabalho e de que modo se delineava a clínica fonoaudiológica. Nessa verificação fui auxiliada por discussões em grupo, com os colegas do Núcleo de Práticas Clínicas, e por seis encon-

A CLÍNICA FONOAUDIOLÓGICA E A PSICOLOGIA CLÍNICA

tros com psicólogos reichianos para discussão do caso.[13] Além disso, realizei algumas supervisões com uma fonoaudióloga especialista em voz[14] para discutir questões específicas sobre o tratamento da disfonia da paciente e com um psicólogo especialista em Reich para discussão dos conceitos teóricos desse autor.[15]

A cliente a quem este estudo se refere foi consultada a respeito da utilização de seu caso para a realização da pesquisa e aceitou essa condição, permitindo o uso do gravador.

As sessões, em número de 30, foram todas transcritas por mim mesma, na íntegra, lidas e relidas várias vezes, sendo esse o modo encontrado para que eu pudesse mergulhar no atendimento, acompanhar o que ocorria e planejar o trabalho a ser realizado por meio da escolha das técnicas adequadas a cada momento.

Na análise do caso procurei verificar, à luz da abordagem corporal, os fundamentos de cada passo realizado, o reflexo da concepção de homem e do distúrbio de linguagem presente, os critérios de definição das técnicas e do momento de sua utilização, bem como os efeitos esperados, permitindo reconhecer as aproximações e os distanciamentos entre o atendimento dos distúrbios de linguagem e as dificuldades de ordem emocional que eles incluem.

Finalmente, teço algumas considerações sobre as possibilidades da abordagem psicológica corporal reichiana em fonoaudiologia e os efeitos de um trabalho interdisciplinar.

---

13. Discuti o caso com os psicólogos Marcos Tadeo Cipullo e Vera Fúria.
14. A fonoaudióloga e professora dra. Léslie Piccolotto Ferreira orientou-me em alguns momentos do atendimento.
15. Tive alguns encontros com o psicólogo e professor dr. Paulo Albertini.

1

Fundamentos da abordagem corporal de base reichiana

A construção do trabalho clínico do fonoaudiólogo passa por diversas etapas que vão delimitar a atuação junto com o paciente. Depende de escolhas, como toda trajetória de vida. Este capítulo revê conceitos reichianos, incluindo citações de autores que, como eu, escolheram esta abordagem corporal como base do trabalho clínico.

Para situar quem ainda não conhece, Reich nasceu em 1897 e viveu na Europa até 1939, quando se mudou para os Estados Unidos, onde faleceu em 1957. Sua trajetória é bastante peculiar. Homem forte, sobre quem as pessoas tinham opiniões contrastantes que iam da admiração à forte crítica, iniciou seu percurso profissional em 1919 quando ainda era estudante de medicina na Universidade de Viena. Sua estréia deu-se com a participação em um seminário sobre Sexologia, em 1919, e daí para a frente envolveu-se cada vez mais com o tema. Seu interesse centrou-se, inicialmente, no conceito de energia sexual.

Um ano depois, ainda acadêmico de medicina, em 1920, Reich tornou-se membro da Sociedade Psicanalítica de Viena. Nessa ocasião organizaram-se os Seminários da Técnica Psicanalítica de Viena, reunindo jovens analistas interessados em aprender a trabalhar e discutir casos clínicos difíceis cujo propósito era desenvolver uma técnica que resolvesse os problemas que os psicanalistas encontravam em sua prática. O objetivo dos esforços de Reich nesses seminários era de assegurar uma teoria que possibilitasse uma forma mais objetiva de lidar com o problema dos fracassos analíticos.

Segundo uma observação básica do trabalho reichiano nesses seminários de técnica, cada paciente se defendia contra a exploração de seus sentimentos mais profundos, de um modo característico. Ao estudar esses modos de resistência, deu-se conta de que eles formavam um mecanismo de proteção psíquica, a que deu o nome de *caráter*, um dos conceitos mais importantes da teoria reichiana.

Cabe assinalar que Freud, bem antes de Reich, em 1908, publicou um texto, intitulado "Caráter e erotismo anal", com uma descrição dos traços que tendem a acompanhar essa estrutura de caráter. Reich, na trilha inaugurada por Freud, em 1933, apontou que o caráter "[...] é moldado, por um lado, sob a influência dos perigos ameaçadores do mundo externo e, por outro, pelas necessidades prementes do id"[1].

Em outras palavras, é "[...]a soma total de tudo o que o ego molda na forma de modos típicos de reação, isto é, modos de reação característicos de uma personalidade específica"[2].

Essa estrutura se forma dinamicamente, como uma maneira de equilibrar energeticamente o organismo, resultado do conflito entre o indivíduo e o mundo.

O cunho histórico do caráter molda-se no processo de vida da pessoa, isto é, ao longo da vida algumas formas de adaptação ao meio vão sendo incorporadas mediante mecanismos e atividades repetitivas, de maneira permanente e definitiva. Como diz Albertini, é uma:

[...] estrutura resultante de um processo de construção histórica, nunca algo meramente inato. Assim, no caso dos caracteres neuróti

---

1. REICH, W. (1933), *op. cit.*, p. 166.
2. *Ibidem*, p. 167.

cos, as defesas utilizadas como forma de adaptação ao meio foram incorporadas permanentemente pelo indivíduo e resultaram numa estrutura crônica, repetitiva, baseada em mecanismos de ação e proteção automáticos...[3]

Primeiro é preciso entender bem o conceito de caráter, visto como uma história construída nas inúmeras experiências de vida, na maneira peculiar de reagir e se defender.

Cipullo esclarece que "[...] o caráter é a história de como o sujeito se defendeu dos ataques pulsionais e parentais; é a história de sua tentativa de permanecer vivo e são. Entendê-lo é entender o percurso de uma vida"[4].

Uma vez formados os modos típicos de reação de uma pessoa, ela tende a reagir sempre do mesmo modo, crônico e repetitivo. Para Cipullo, o que "pode ser, grosso modo, entendido como o 'jeitão', a maneira peculiar de o paciente ser e operar...[...]...no mundo, na vida[5].

Ao observarmos uma pessoa, ela vai manifestar seus traços de caráter, que se mostram no jeito de falar, andar, vestir e também na voz.

Tais traços representam o modo cronificado de agir e de se defender. Como escreve Reich, "[...] o indício da resistência não está naquilo que o paciente diz e faz, mas no modo como fala e age[6]. Nesse sentido, é importante considerar que, além do conteúdo do que é falado, é preciso olhar e observar "[...] a maneira como o paciente fala, olha para o analista e o cumprimenta, dei-

---

3. ALBERTINI, P. *Reich: história das idéias e formulações para a Educação*. São Paulo: Ágora, 1994, p. 31.

4. CIPULLO, M. "Psicodiagnóstico e corpo: uma proposta de diálogo entre Reich, Lowen e existencialidade humana". In: ANCONA-LOPEZ, M. (org.). *Psicodiagnóstico: eixos de referência*, no prelo.

5. *Ibidem*, no prelo.

6. REICH, W. (1933), *op. cit.*, p. 59.

ta-se no divã, a modulação da voz, o grau de polidez convencional mantido..."[7], assim como a expressão facial, o vestuário, a maneira de apertar a mão, o modo como o paciente se movimenta.

A técnica preconizada por Reich aponta para um trabalho sobre as defesas caracterológicas, de tal forma que o cliente deve inicialmente perceber que se defende, depois saber do que se defende. Para que isso ocorra, é necessário que ele se dê conta de que suas resistências à análise surgem como uma hostilidade disfarçada em relação ao analista. É importante não trabalhar os conteúdos inconscientes até que essa camada de hostilidade seja derrubada. Então, o terapeuta deve mostrar uma manifestação caracterológica do paciente até que esta se torne incômoda a ele. Este último trabalho é feito pela abordagem dos traços de caráter a partir de sua manifestação no momento presente e nunca a partir de seu núcleo histórico.

Reich faz referência a inúmeras formas de caráter, destacando mais detalhadamente duas que aparecem como modelos ideais: o caráter genital e o caráter neurótico. O modelo do caráter genital seria o que reflete uma economia da libido regulada, possibilitando um comportamento sadio, uma capacidade de se relacionar livremente, que deixa fluir as correntes vegetativas no corpo, resolvendo conflitos de modo equilibrado. Assim, a pessoa de caráter genital seria flexível o bastante para se adaptar às mais diversas experiências, e teria capacidade para a auto-regulação.

Já a relação com o mundo externo da pessoa com uma estrutura de caráter neurótico seria artificial e contraditória. Reich descreve essa pessoa como aquela que "[...] não consegue se tornar uma parte harmoniosa e entusiástica das coisas, porque lhe falta a capacidade para uma experiência completa"[8].

---

7. REICH, W. (1933), *op. cit.,* p. 57.
8. *Ibidem*, p. 175.

A CLÍNICA FONOAUDIOLÓGICA E A PSICOLOGIA CLÍNICA   27

Enfim, não conseguindo fazer uso da capacidade de auto-regulação, a origem da ação de uma pessoa de caráter neurótico é determinada por pessoas ou grupos, ficando, portanto, fora dela mesma.

Os dois modelos ideais de caráter, genital e neurótico, aqui expostos, representam a visão reichiana dos dois extremos do processo saúde/doença. Nas palavras de Albertini, o caráter genital é o [...] ideal de saúde na perspectiva reichiana[9].

Entretanto, a existência das pessoas em geral pode se dar em qualquer dos pontos do espectro de saúde, desde o ponto máximo da fixação neurótica até a facilidade de ação do caráter auto-regulado.

A pessoa saudável precisa se armar, também, de autoproteção, mas esta armadura é apenas "temporária e reversível e demonstra sua falta de neurose, primeiro na consciência de estar se defendendo, e em segundo lugar, por sua habilidade em abandonar a defesa logo que a situação de ameaça se modifique"[10].

A estruturação neurótica de caráter inclui vários modos de defesa característicos, organizados em diversas estruturas, como a passivo-feminina, histérica, compulsiva, fálico-narcisista e masoquista. Sua forma externa vai depender do momento em que, no desenvolvimento da criança, houve a principal frustração ao aparelho pulsional, sendo esta um disparador de um padrão de defesa, tanto psicológico quanto muscular, que vai se repetindo e cronificando ao longo do tempo.

Uma pessoa cronicamente tímida, cerimoniosa, que se desculpa por tudo o que faz e demonstra uma solicitude exagerada apresenta um traço de caráter que lembra o que Reich chamou de caráter passivo-feminino. A pessoa que sempre se apresenta desse modo pode ter a cara de bebê ou um aspecto mais feminino no rosto e, em geral, não tem o empenho suficiente para enfrentar situações perigosas.

---

9. ALBERTINI, P., *op. cit.*, p. 32.
10. BOADELLA, D. *Nos caminhos de Reich*. São Paulo: Summus, 1985, p. 49.

Já a pessoa que se manifesta por uma atitude cronicamente sexual, provocante, do tipo coquete ou sempre sedutora lembra a estruturação histérica. Geralmente é ágil, esguia e leve. No contato com os outros, muitas vezes é sugestionável, desapontando-se com facilidade e mudando de idéia com freqüência.

Por outro lado, uma pessoa que lembra o caráter compulsivo pode ter um sentido de ordem muito exagerado, o que lhe dá um ar habitualmente pedante. Sua atitude costuma ser de constrangimento crônico, no sentido de contenção, expressando sempre forte reserva e autodomínio. Não raro, relaciona-se quase sempre por meio da dúvida e da desconfiança. Reich escreve que as pessoas com esse tipo de estrutura costumam mostrar-se mornas "[...] em suas manifestações de amor ou de ódio. Em alguns casos isso pode se desenvolver num completo 'bloqueio de afetos'"[11].

As pessoas que lembram o caráter fálico-narcisista freqüentemente são enérgicas, autoconfiantes e exibidas em seu narcisismo. Em geral, têm um porte atlético compondo um tipo de linhas bem marcadas. Podem ser agressivas, provocadoras, assumindo muitas vezes uma posição de liderança pois têm a necessidade de dominar seus inferiores.

Ressalte-se que é impossível ser representante incondicional de apenas um desses modelos de caráter, ainda mais considerando que constituem modelos ideais. Além disso, não existe uma pessoa que seja exatamente igual a outra em seu modo de reagir, assim como não existe uma pessoa totalmente saudável, uma vez que as pessoas têm momentos mais saudáveis e outros de desequilíbrio neurótico. Isso mostra mais uma vez que é preciso pensar na possibilidade do uso do termo "caráter" como denominação genérica dos modos de defesa cronificados, representando o caráter genital, o ideal de saúde. Mas mesmo uma pessoa saudável representada pelo caráter genital também tem a necessidade de uma armadura, ainda

---

11. REICH, W. (1933), *op. cit.*, p. 204.

que temporária e reversível. A própria definição do conceito de auto-regulação, indicando a possibilidade de reequilíbrio do indivíduo, é decorrente da noção de que não há um estado permanente de equilíbrio e de que este deve ser constantemente buscado.

É impossível existir um caráter puro. Nas descrições já feitas há sempre alguns comportamentos característicos de um modelo ideal de caráter que podem ser encontrados em outro (por exemplo, alguns comportamentos do caráter fálico-narcisista que podem ser identificados com características do caráter passivo-feminino). Todas essas considerações permitem afirmar que a delimitação dos caracteres constitui um referencial teórico a ser utilizado com muita flexibilidade e que embora Reich faça referência a alguns deles, eles podem servir de guia e nortear o olhar para os modos cronificados de agir e reagir, procurando compreender a história social, educacional e psíquica da pessoa. Não se trata de olhar uma pessoa buscando "encontrar" seu caráter, mas de buscar, entre seus vários modos de agir e responder ao mundo, quais se apresentam com mais intensidade e cronicidade, constituindo, portanto, seu modo típico de agir e de se posicionar. Nesse sentido, os modos típicos de uma pessoa agir indicam a possibilidade de ela apresentar características que se aproximam de certa estrutura caracterológica e tendem a se manifestar nas várias situações de vida pelas quais ela passa.

O conceito de caráter deve ser olhado de forma relativa. Rego, que estudou esse aspecto de forma aprofundada, afirma: "Reich não chegou a elaborar uma classificação de tipos, e sim priorizou o estudo do caráter enquanto uma couraça psíquica e muscular global, um sistema defensivo integrado que poderia assumir formas diversas"[12].

---

12. REGO, R. Psicoterapia e corpo I – Biopsicotipologias. *Revista Reichiana*, São Paulo, Instituto Sedes Sapientiae, 1994, n.º 3, p. 39.

Assim, as defesas desenvolvidas ao longo da vida foram o objeto de estudo de Reich, definidas como couraça psíquica e muscular. Na verdade, Reich enuncia inúmeras formas de caráter além daquelas mais significativas de defesa, chegando a citar "[...] pelo menos 28 tipos diferentes de caráter"[13].

Outro importante autor da área das abordagens corporais em psicoterapia, Alexander Lowen, discípulo de Reich, reforça esse modo de compreender o caráter quando diz que "[...] as estruturas do caráter e do corpo são meramente os aspectos do modo de ser de um indivíduo"[14].

Cipullo deixa essa idéia ainda mais clara quando considera "[...] o caráter não como uma doença, mas como cicatriz existencial, marca da dura batalha humana para assegurar sua sobrevivência afetiva"[15].

Lowen (1982) procurou definir ainda outros caracteres, a partir daqueles já descritos por Reich, reorganizando-os e descrevendo-os de outros modos. Em um dos tipos descritos por Lowen, encontramos o caráter rígido, que: "[...] inclui os tipos fálicos, narcisistas (masculinos) – nos quais o elemento central é a potência eretiva – e o tipo vitoriano da mulher histérica, como o descrito por Reich em seu *Character Analysis* [Análise do caráter], a qual usa o sexo como defesa contra a sexualidade. O caráter compulsivo já bem conhecido também faz parte desta ampla categoria"[16].

Nessa classificação, o texto de Lowen mostra que o caráter rígido engloba os dois caracteres identificados, o histérico e o

---

13. REGO, R. *op. cit.*, p. 40.

14 LOWEN, A. *O corpo em terapia: a abordagem bioenergética*. São Paulo: Summus, 1977, p. 130.

15. CIPULLO, M. As "franjas" de reich: uma pitada fenomenológico-existencial no caldeirão das corporalidades. *Revista Reichiana*, São Paulo, n.º 6, p. 15 a 26, Instituto Sedes Sapientiae, 1997, p. 23.

16. LOWEN, A. *Bioenergética*. São Paulo: Summus, 1982, p. 148.

compulsivo, concluindo que uma pessoa com este caráter "[...] tem medo de ceder, pois iguala o ato de submeter-se com perder-se completamente"[17].

Indivíduos com uma estrutura que lembra o caráter rígido apresentam tensão principalmente nos músculos longos do corpo, embora tenham um corpo harmonioso, com a característica marcante de "[...] olhos brilhantes, boa cor de pele, leveza de gestos e movimentos"[18]. Além disso, são geralmente bem-sucedidos "[...] ambiciosos, competitivos e agressivos"[19].

Destaque-se ainda que o fator histórico relevante na formação desse caráter "[...] é a experiência de uma frustração na busca da gratificação erótica, principalmente no nível genital. Essa frustração acontece através da proibição da masturbação infantil e também em relação ao pai do sexo oposto"[20].

Reich utiliza o termo "couraça" para designar a blindagem do caráter, ou a existência do estado enrijecido e crônico deste. A couraça é o resultado da imposição sobre o corpo de padrões, regras e normas que compõem cada história pessoal. É definida como "[...] a expressão concreta da 'defesa narcísica' cronicamente implantada na estrutura psíquica"[21].

Essa blindagem do caráter tem uma "[...] identidade funcional na couraça muscular"[22]. Há, portanto, uma identidade funcional das manifestações psíquicas e somáticas que se manifestam como uma restrição à mobilidade psíquica e corporal, limitando a atividade, dificultando o contato e, conseqüentemente, prejudicando a interação.

---

17. LOWEN, A. *Bionergética, op. cit.*, p.146.
18. *Ibidem*, p.147.
19. *Ibidem*.
20. *Ibidem*, p.148.
21. REICH, W. (1933), *op. cit.*, p. 59.
22. BOADELLA, D., *op. cit.*, p. 59.

O conceito de caráter inclui, assim, a noção de couraça, correlato muscular e biológico da blindagem psíquica, deixando clara a unidade fisiopsíquica nele presente.

O caráter é, portanto, *a expressão total do indivíduo, biológica e psíquica*, nos momentos de doença e de saúde, resultado de uma história e de uma educação, incluindo as influências socioculturais vividas por ele.

Com o avanço de seu trabalho na análise das defesas do caráter, Reich foi descobrindo que toda a inibição de qualquer "[...] emoção forte, estava regularmente associada a um distúrbio da musculatura corporal"[23]. A partir daí, seu trabalho foi sendo direcionado para a descoberta dos mecanismos corporais envolvidos na dinâmica de repressão, desenvolvendo a vegetoterapia.

Ao denominar o seu trabalho de vegetoterapia, deixa claro que inclui "[...] num só conceito o trabalho nos aparelhos psíquico e físico..."[24]. Com esse trabalho busca a libertação das emoções da couraça muscular e das defesas contra elas.

Descrevendo a técnica de vegetoterapia da análise do caráter, Reich enfatiza que o tratamento envolve as atitudes musculares que estão totalmente entrelaçadas com as atitudes de caráter. Portanto, a vegetoterapia "[...] não exclui de modo algum o trabalho de análise do caráter"[25].

No entanto, Reich (1942/1976) viu-se tentado a abandonar o trabalho de análise do caráter, porque superando os limites da couraça muscular as atitudes de caráter podem ser dissolvidas e, vice-versa, pode-se conseguir a dissolução das atitudes musculares quando as atitudes de caráter são removidas. "Uma vez que a

---

23. BOADELLA, D., *op. cit.*, p. 113.
24. REICH, W. (1933), *op. cit.*, p. 330.
25. REICH, W. (1942). *A função do orgasmo: problemas econômicos sexuais da energia biológica*. São Paulo: Brasiliense, 1976, p. 274.

força da vegetoterapia muscular haja sido experimentada, há tentação de abandonar o trabalho simultâneo nas incrustações do caráter e concentrar-se somente na vegetoterapia"[26].

Com isso, Reich deixa claro que ao trabalhar a musculatura estará trabalhando o caráter, atingindo diretamente os afetos sem precisar abordar a estrutura psíquica. Há a possibilidade de "[...] evitar, quando necessário, o complicado rodeio pela estrutura psíquica, e de atingir diretamente os afetos a partir da atitude somática..."[27].

Uma observação importante é que a couraça muscular tem "[...] uma estrutura circular, segmentar, formando ângulos retos com a espinha dorsal..."[28]. Para Reich, cada um desses segmentos "[...] compreende aqueles órgãos e grupos de músculos que têm um contato funcional entre si e que podem induzir-se mutuamente a participar no movimento expressivo emocional"[29].

Suas observações levaram-no a descrever sete segmentos que, por funcionarem de maneira circular, são também chamados de anéis. São eles: o anel ocular, oral, cervical, torácico, diafragmático, abdominal e pélvico. Junto com a descrição desses anéis, Reich mostra que é possível fazer uma leitura dos afetos cuja expressão está sendo reprimida por essa couraça que tem, portanto, uma função emocional. Assim, "[...] a dor na parte posterior da cabeça pode ser reduzida a uma tensão excessiva dos músculos do pescoço. Essa atitude expressa uma angústia contínua de algo perigoso que possa sobrevir por trás; por exemplo: a angústia de ser agarrado pelo pescoço, golpeado na cabeça etc."[30]

---

26. *REICH, W.* (1942), *op. cit.*, p. 274.

27. *Ibidem*, p. 255.

28. REICH, W. (1933), *op. cit.*, p. 343.

29. *Ibidem*, p. 342.

30. REICH, W. (1942), *op. cit.*, p. 257.

O anel ocular é formado pelos músculos dos globos oculares, das pálpebras, da testa e do nariz.

O anel oral compreende a musculatura da boca, da língua, do queixo, da faringe e da musculatura occipital.

O afrouxamento das tensões da couraça nessa região pode provocar, por exemplo, choro ou vontade de sugar. Essas tensões estariam obstruindo sentimentos de tristeza, dor ou falta de carinho.

O anel cervical abrange os músculos externos e a musculatura profunda do pescoço. As tensões neste anel indicam a presença de tensões emocionais decorrentes do método de reprimir emoções de raiva ou o impulso do choro.

O anel torácico inclui não só os braços mas também os músculos intercostais e os deltóides. As principais manifestações desta couraça são atitudes de autocontrole, ensimesmamento e reserva.

> Juntamente com a couraça do pescoço, a do tórax transmite a expressão de "obstinação" (*stiff-neckedness*) e "teimosia" reprimidas. Quando não está cronicamente encouraçada, a expressão transmitida pelo movimento do quarto segmento é a de "sentimentos que fluem livremente". Quando encouraçada, ela é de "imobilidade" ou de "indiferença"[31].

Por outro lado, o anel diafragmático, que tem como principal músculo o diafragma, é responsável pela respiração. Atitudes como inibir a respiração e fixar o diafragma são "os primeiros e mais importantes atos na supressão das sensações de prazer no abdômen, e também na redução da 'angústia abdominal'"[32].

---

31. REICH, W. (1933). *op. cit.*, p. 347.
32. REICH, W. (1942), *op. cit.*, p. 260.

O anel abdominal abrange os músculos retos e transversos abdominais. Nas costas correspondem aos músculos que acompanham a coluna vertebral em sua porção inferior, o grande dorsal e eretor da espinha que podem ser sentidos como cordões rijos.

O último anel, o pélvico, inclui todos os músculos da pélvis até o esfíncter anal. As tensões neste anel se manifestam em todas as afecções do reto, do útero, dos ovários e também como dor na lombar.

Após fazer uma observação de vários anos sobre as reações na couraça, Reich propõe um caminho para a sua dissolução que deve começar nas partes mais afastadas dos genitais, pois delas a pessoa tem mais consciência, para depois se aproximar da musculatura pélvica, a mais difícil de o cliente perceber.

A visão reichiana de homem permite dizer que este tende ao desenvolvimento e, se fosse educado de modo natural e livre das condições ambientais negativas provenientes do meio externo, seria mais espontâneo, atualizando sua potencialidade para desenvolver a própria direção. Conseqüentemente, Reich combateu de frente toda e qualquer forma de educação repressora e autoritária, criticando os métodos repressivos e o abuso de poder dos pais, da sociedade e dos professores habituados a impor suas idéias aos alunos e às crianças. De fato, o conceito reichiano de auto-regulação designa, entre outros aspectos, uma "[...] alternativa à compulsão moralista na educação..."[33], e considera a necessidade de os adultos respeitarem o movimento e o ritmo biológico natural das crianças, sobretudo no que se refere à educação sexual.

É a partir do conceito de auto-regulação e do respeito às dificuldades e complexidades humanas, exaustivamente apontadas pela psicanálise, que Reich propõe "[...] o treinamento de

---

33. BOADELLA, D., *op. cit.*, p. 77.

pais e educadores em intervenções educacionais-terapêuticas..."[34].

Reich acreditava que as medidas educacionais-terapêuticas poderiam ajudar no desenvolvimento humano na medida em que as pessoas treinadas estivessem mais preparadas para intervir, inclusive com toques corporais, nas crianças, buscando dissolver assim a cronificação dos bloqueios.

Dessa forma, pode-se afirmar que a auto-regulação aponta para uma visão basicamente otimista e positiva como estruturante do homem. Denota uma confiança no potencial humano no sentido de seu desenvolvimento e da alegria de viver. O princípio da auto-regulação organiza o pensamento reichiano e lhe dá sustentação teórica, sendo "[...] uma espécie de competência espontânea visceral, da própria vida"[35].

Cabe ressaltar que essas posições vão ao encontro das idéias do pedagogo Alexander Neill, fundador da Escola de Summerhill, com quem Reich teve um contato pessoal e teórico por cerca de duas décadas. Esse pedagogo, acreditando no potencial de desenvolvimento da criança, organizou uma proposta educacional baseada na liberdade e na capacidade responsável do educando.

Neill questionava o poder dos professores, acreditando que este devia ser dividido com as crianças, que passavam a opinar e decidir sobre sua vida dentro da escola sem ter "[...] que se submeter ao controle autoritário de cima para baixo..."[36].

Reich reconheceu no método pedagógico desenvolvido por Neill "[...] a aplicação prática de muitos de seus conceitos de organizações de democracia de trabalho e processos de auto-regulação"[37].

---

34. ALBERTINI, P., *op. cit.*, p. 77.
35. *Ibidem*, p. 68
36. BOADELLA, D., *op. cit.*, p. 214.
37. *Ibidem*, p. 214.

Por outro lado, constatam-se algumas ênfases diferentes entre os dois autores quanto às idéias sobre a educação. Enquanto Reich tem uma visão desta baseada em seus estudos da sexualidade humana, Neill se restringe ao âmbito educacional ligado à vivência escolar.

Cabe ainda ressaltar que o desenvolvimento do trabalho reichiano terminou por conduzi-lo à pesquisa dos processos energéticos e culminou com a descoberta do orgone. O orgone é conceituado como uma energia cósmica, presente não apenas no homem mas em todo o universo. Reich empreendeu vários experimentos buscando a acumulação do orgone. Desse modo, ele inaugura "[...] uma nova área de investigação científica: a 'Orgonomia' – ciência da energia orgone"[38].

De maneira geral, a orgonomia estuda os processos energéticos, e todo o trabalho de Reich anterior a essa ciência passou a ser revisto e renomeado com o enfoque da energia orgone, mesmo que inicialmente houvesse sido estudado com base no conceito freudiano de libido. Esse nome unificou os conceitos reichianos desenvolvidos nos mais diferentes campos, de modo que a vegetoterapia passou também a chamar-se orgonoterapia, e o estudo das doenças sistêmicas, medicina orgônica.

Entretanto, não vamos nos aprofundar, neste capítulo, nos conceitos da orgonomia, já que estes não são relevantes para a clínica fonoaudiológica.

---

38. ALBERTINI, P., *op. cit.*, p. 40.

2

Bases para a análise de caráter nos distúrbios da voz

O entendimento de que os distúrbios da comunicação podem ser vistos como manifestações do caráter que envolvem tanto aspectos psicológicos quanto aspectos corporais e, portanto, sociais e éticos, exige, para a compreensão de sua manifestação, o conhecimento da pessoa e suas formas de defesa biopsíquicas características.

Como em minha prática clínica atendo a inúmeros casos em que a queixa é de distúrbio da voz, selecionei um desses casos para analisar, considerando também que a maioria das referências mais específicas ao trabalho corporal em fonoaudiologia é feita em relação aos casos de voz, como aponta a revisão bibliográfica.

A voz que se apresenta alterada é, em fonoaudiologia, seguidamente referida como um sintoma[1] com base no modelo médi-

---

1. É preciso distinguir os vários sentidos da palavra "sintoma". Em fonoaudiologia usa-se sintoma para fazer referência a inúmeros distúrbios de linguagem com que o fonoaudiólogo trabalha. Muitas vezes esse termo vem da medicina e é empregado no sentido médico, isto é, comparado com uma situação de normalidade. Outras vezes utiliza-se sintoma para fazer referência à queixa, muitas vezes definida com base em sua forma ou manifestação. No primeiro caso será usado o termo "sintoma" e, no segundo, será utilizada a palavra "distúrbio". No entanto, há o uso da palavra "sintoma" na acepção reichiana, portanto, ela será empregada tanto no sentido médico quanto no reichiano. A distinção entre elas será apontada no próprio texto, quando necessário, fazendo a referência a seu uso: sentido médico ou reichiano. O conceito reichiano de sintoma será definido mais adiante.

co. Esse distúrbio é chamado de *disfonia* e se caracteriza por uma alteração na qualidade do som produzido. A disfonia dá o nome também à doença da qual é o sintoma principal, mas, às vezes, é o sintoma secundário de outra doença. A disfonia distingue a voz natural de uma voz alterada e com problemas.

Para situar o leitor que tanto pode ser fonoaudiólogo quanto psicólogo, pedagogo ou médico, a disfonia é definida como

> [...] qualquer dificuldade na emissão vocal que impeça a produção natural da voz; essa dificuldade pode se manifestar através de uma série ilimitada de alterações como: esforço à emissão, dificuldade em manter a voz, cansaço ao falar, variações na freqüência fundamental habitual, rouquidão, falta de volume e projeção, perda da eficiência vocal, pouca resistência ao falar, entre outras.[2]

A disfonia pode ser determinada por uma disfunção orgânica ou funcional. As disfonias funcionais não têm causas orgânicas ou neurológicas. Ocorrem normalmente por uma vocalização incorreta ou abusiva.

As disfonias orgânicas são decorrentes de algum tipo de lesão e muitas vezes são sintomas secundários, embora possam também se beneficiar do tratamento fonoaudiológico.

O diagnóstico fonoaudiológico vai procurar identificar os desvios presentes no processo natural de produção vocal por meio da avaliação das estruturas e do mecanismo básico dessa produção. Esses desvios se caracterizam, não raro, por mau hábito.

O fato de as disfonias poderem ser provocadas por desvios na produção natural da voz, muitas vezes decorrentes de mau hábito, acentua a visão desta como uma manifestação caracterológica, pois, como já vimos, o caráter se revela no corpo por meio

---

2. BEHLAU, M.; PONTES, P. *Avaliação e tratamento das disfonias*. São Paulo: Lovise, 1995, p. 19.

de tensões e interferências no modo natural de este se manifestar. Quando algumas estruturas não são usadas adequadamente, elas indicam a presença da couraça caracterológica, isto é, de uma estrutura cronificada em determinado padrão de comportamento. Em certo sentido, isso é confirmado se levarmos em conta que as disfonias funcionais podem ser causadas pelo uso incorreto da voz, por inadaptações vocais e alterações psicoemocionais. É verdade que as inadaptações vocais podem decorrer de pequenos desvios anatômicos e de pequenas alterações na estrutura da laringe. Essas disfonias provocadas por alterações orgânicas ou anatômicas não correspondem às manifestações caracterológicas e ficam na interface entre disfonias orgânicas e funcionais.

As alterações psicoemocionais podem ser "[...] causa, co-ocorrência ou conseqüência de um distúrbio de comunicação"[3]. Nesses casos, o exame laringológico oferece poucos dados, mas há uma discrepância entre a queixa e a qualidade vocal observada. Os problemas emocionais ou psicológicos podem desencadear uma vocalização incorreta ou abusiva que, por sua vez, determina a causa da disfonia.

O uso incorreto do mecanismo vocal é decorrente de "[...] ajustes motores impróprios a uma produção normal da voz..."[4], como os desvios da função respiratória manifestados, por exemplo, por uma inspiração insuficiente de ar para a fonação, ou pelo início de fonação após a expiração. Podem, ainda, ser ocasionados por desvios na produção do mecanismo glótico que ocorreriam pelo uso hiper ou hipotônico da compressão glótica e pelos desvios do mecanismo ressonantal, caracterizados pelo não-aproveitamento das caixas de ressonância, ficando a voz pobre em amplificação de harmônicos.

---

3. BEHLAU, M.; PONTES, P. "Disfonias psicogênicas". In: FERREIRA, L. P. (org.) *Um pouco de nós sobre voz*. Barueri: Pró-Fono Divisão Editorial, 1992, p. 63.
4. BEHLAU, M.; PONTES, P. (1995), *op. cit.*, p. 21-2.

Alguns dos mecanismos que apresentam os desvios descritos são regidos pelo sistema nervoso vegetativo e controlados automaticamente, não estando, portanto, sob o controle consciente do indivíduo. Funcionam da mesma forma que a respiração, isto é, podem ser controlados voluntariamente, mas seu funcionamento normal e corriqueiro ocorre basicamente sem controle consciente. Os desvios na coordenação pneumofônica são conseqüência de um desvio no mecanismo automático do sistema vegetativo, devido aos bloqueios decorrentes de alterações emocionais que interferem em seu funcionamento.

O distúrbio da voz pode ser, portanto, um sintoma de base caracterológica e, tipicamente, aquele que se apresenta como uma disfonia funcional. Essa voz é a manifestação dos bloqueios no fluxo da energia vegetativa para o contato com o outro, com o mundo. Seu correlato físico é um conjunto de tensões que ficam presas nas estruturas laríngeas ou nas outras estruturas que são mobilizadas direta ou indiretamente para a produção vocal prejudicando a qualidade vocal. Nos contatos com os outros, a energia bloqueada impede as emoções de se manifestarem na voz e esta não sairá em seu modo mais fluente, mais rico e de maior alcance e potência.

O corpo, e não apenas seu aparato laríngeo e respiratório, deve estar o mais livre possível de tensões crônicas para que possa expressar as emoções, complementando a voz. Não é sem razão que a avaliação fonoaudiológica da voz inclui uma apreciação do corpo feita pela observação das discrepâncias existentes entre o que é dito e o que é expresso corporalmente. É importante, porém, não observar o corpo como algo separado da voz ou como seu complemento, pois é preciso ter clara a unidade existente.

A avaliação fonoaudiológica da voz, entre outros fatores, inclui uma leitura da qualidade vocal, identificada perceptivamente por meio da impressão que a voz de uma pessoa causa no ouvinte. Essa qualidade tem sempre um padrão básico que a identifica, compondo o tipo de voz.

Existem diversos tipos de voz e sua leitura é feita considerando-se as dimensões biológicas, psicológicas e socioeducacionais. No entanto, há várias terminologias e classificações da voz.

"A terminologia nessa área é bastante imprecisa e confusa, tanto pelas inúmeras classificações de cada estudioso, como pelo fato de utilizarmos palavras referentes a sensações de outros órgãos dos sentidos para descrever nossas impressões vocais"[5].

Alguns tipos de voz são encontrados mais freqüentemente do que outros, entre eles: voz rouca, soprosa, sussurrada, fluida, gutural, comprimida, tensa-estrangulada, monótona, bitonal e trêmula.

A apresentação dessas vozes inclui uma descrição do mecanismo laríngeo nelas envolvido e, algumas vezes, comportamentos típicos da pessoa que apresenta aquele tipo de voz. A voz monótona é

[...] caracterizada por monoaltura, monointensidade ou padrão repetitivo de altura e intensidade. É uma voz desinteressante, que freqüentemente não atrai o ouvinte, não captura sua atenção, o que pode comprometer a comunicação.

Está geralmente associada à gama tonal, inflexões e tessitura reduzidas. Embora observada mais freqüentemente em indivíduos depressivos, pode também ser um sinal de desordens neurológicas[...]. [6]

Essa descrição da voz mostra um modo de usá-la, e identificam-se algumas reações emocionais próprias que a acompanham. Assim, a voz pode ser vista como uma das tantas maneiras de alguém se comportar, sendo possível, por meio dela, identificar alguns de seus comportamentos cronificados ou alguns de seus modos distintivos e típicos de agir. Nesse sentido, ela também

---

5. BEHLAU, M. e PONTES, P. (1995), *op. cit.*, p. 72
6. *Ibidem*, p. 76.

pode ser entendida como uma manifestação caracterológica que, na citação, sugere a dificuldade de se afirmar socialmente ou a reação de se anular diante de outros, de modo a tornar-se desinteressante. Nesse caso, a voz descrita lembra alguns comportamentos que se aproximam da estrutura de caráter denominada por Reich como compulsiva.

Reich assinala que numa estrutura que lembra a do caráter compulsivo, devido ao forte autodomínio, em geral há pouca manifestação dos afetos de amor e ódio, fazendo uma pessoa que se aproxima desse tipo de estrutura parecer morna, monótona, pouco expressiva – traços que, de forma coerente, se encontram também na voz monótona.

A título de exercício, tomemos a afirmação "[...] as pessoas de personalidade mais autoritária apresentam vozes mais graves, com emissão marcada e clareza de articulação ('ele chegou e falou grosso')"[7]. Que continua: "[...] a concentração da energia na cavidade da boca, por sua vez, confere à emissão uma característica afetada, revelando uma personalidade de caráter narcisista"[8].

A descrição desse tipo de voz coincide com a descrição da estrutura do caráter fálico-narcisista. Essa estrutura, na descrição de Reich, pode estar presente numa pessoa de feições duras e marcadas, que ostenta superioridade, aparenta ser arrogante, agressiva, enérgica e impressionante em seu comportamento, e, freqüentemente, assume posições de liderança na vida.

Lowen também deixa clara a relação entre a voz e o caráter quando escreve que a palavra *persona*, fragmentada em suas partes componentes, *per* e *sona*, vai revelar uma frase cujo significado quer dizer "pelo som", e explica que a voz é o som da pessoa,

---

7. BEHLAU, M.; PONTES, P. *Avaliação global da voz*. São Paulo: Paulista Publicações Médicas, 1992, p. 35.
8. *Ibidem*, p. 30.

a expressão total de sua história, social, biológica e psíquica. Afirma, ainda, que "[...] a falta de uma voz equilibrada é uma clara indicação de um problema na personalidade..."[9]. E que "[...] pode-se dizer que uma voz de tonalidade elevada indica um bloqueio das notas profundas, expressivas da tristeza; a voz baixa e torácica indica a negação do sentimento de medo e a inibição de exprimi-lo num grito"[10].

É preciso ressaltar, no entanto, que não se deve procurar uma correspondência entre certo padrão de voz e determinado modelo de caráter ou determinado tipo específico de reação emocional, pois, como já foi visto, não há tipos puros de caráter nem mesmo de voz. São infinitas as vozes assim como são infinitos os caracteres, e o pareamento entre um tipo de voz e um caráter, feito de modo predeterminado e predefinido, faz incorrer no risco de utilizar as possíveis caracterizações como camisas-de-força na compreensão e classificação de pessoas. Assim, a perspectiva de uma abordagem, que procura aproximar a voz da pessoa em sua totalidade, pode ser entendida como mais um recurso do fonoaudiólogo que enriquece sua possibilidade de compreensão do paciente.

Os traços de caráter, como aponta Reich, podem estar tão incorporados à personalidade da pessoa que esta não os percebe como indicativos de uma doença ou como um problema. Por exemplo, o "[...] senso exagerado de ordem do caráter compulsivo ou a timidez ansiosa do caráter histérico..."[11] são sintomas que, de tão entranhados na personalidade, tornaram-se traços de caráter e não podem ser identificados ou percebidos como uma doença, pois não provocam "[...] um sentimento de enfermidade"[12].

---

9. LOWEN, A., *op. cit.*, p. 237.

10. *Ibidem*, p. 239.

11. REICH, W. (1933), *op. cit.*, p. 54-5.

12. *Ibidem*.

Por outro lado, a estrutura do sintoma para Reich é bastante simples quando comparada ao traço de caráter. O sintoma é para ele "[...] determinado diretamente por um número limitado de atitudes inconscientes"[13].

Na diferenciação reichiana entre traço de caráter e sintoma, há, portanto, não só uma questão de intensidade do traço, mas também de sua complexidade, uma vez que o sintoma pode corresponder a uma "[...] experiência definida ou a um desejo delimitado..."[14], enquanto o caráter... "representa uma expressão de todo o seu passado. Por isso, um sintoma pode aparecer abruptamente, ao passo que cada traço de caráter individual requer muitos anos para o seu desenvolvimento"[15].

Por outro lado, pode ainda ocorrer uma falta de percepção de alguns sintomas, como prisão de ventre ou ejaculação precoce, muitas vezes atribuídos a uma questão de mau hábito (é preciso educar o intestino a funcionar em determinado horário) ou algo que deve ser aceito, simplesmente. No entanto, "[...] traços de caráter, como ataques violentos e irracionais de ira, negligência flagrante, inclinação para a mentira, bebida, ostentação e coisas semelhantes, às vezes são sentidos como patológicos"[16].

O conceito de doença para Reich é bastante flexível e tem muitos matizes que vão "desde o sintoma como um corpo estranho isolado, passando pelo traço de caráter neurótico e pelo 'mau hábito', até o comportamento racionalmente saudável"[17].

Na clínica fonoaudiológica os clientes com distúrbios de voz queixam-se de algo incômodo, mas expressam contradições e até mesmo uma demanda ambígua e pouco clara que não é suficien-

---

13. REICH, W. (1933), *op. cit.*, p. 56.
14. *Ibidem*, p. 56.
15. *Ibidem*.
16. *Ibidem*, p. 55.
17. *Ibidem*, p. 55-6.

temente forte para o tratamento. Esse fato afeta todo o tratamento, a ponto de atingir a adesão do cliente a ele, parecendo em alguns momentos que o cliente não quer fazer o esforço necessário para resolver o seu problema.

Pode-se compreender esse acontecimento se considerarmos que a voz é uma manifestação do caráter como um todo; nesse sentido ela é egossintônica, não provocando, como vimos, um sentimento de enfermidade. Talvez por isso os clientes gostem de seu tipo de voz, dizendo que esta é agradável apesar de ser, quando comparada a um padrão ideal de voz, muito grave, rouca, aguda ou metálica, pois sentem que ela os representa assim como o faz uma manifestação do caráter. Essa visão está sintonizada com a noção de Reich de que a estrutura caracterológica corresponde à melhor forma com que o indivíduo conseguiu lidar, ao mesmo tempo, com suas demandas internas e com as exigências do mundo.

É também freqüente o fato de clientes perceberem que há algo errado com sua voz; nesses casos, eles procuram o fonoaudiólogo porque querem tratar a voz, mas não querem tocar em seu caráter, pois este faz parte de suas defesas das quais normalmente não querem nem podem se desfazer por completo.

Um cliente que me procurou por causa de um distúrbio da voz exemplifica bem essa atitude. Ele já havia feito pelo menos dois tratamentos fonoaudiológicos, mas me procurara, por estar "perdendo a voz". Ele queria fazer alguns exercícios para a voz quando tivesse disponibilidade de tempo e sentisse necessidade. Pedia ainda que eu lhe desse alguma orientação para trabalhar por conta própria em casa. Sua disponibilidade para o tratamento, portanto, não era clara. Além disso, gostava de sua voz, que era grave, forte, clara e bonita. Sentia também que esta lhe dava poder, usando-a para manipular e controlar os seus subalternos no trabalho. Esse uso que ele fazia da voz, acrescido de outras atitudes demonstradas – como a de excessiva autoconfiança, dominação e controle dos outros –, coincidia com alguns modos da postura de uma estrutura com aspectos do caráter fálico-narcisista, sendo a voz mais uma manifestação dessa estrutura.

Se o tratamento atingisse seus objetivos modificando a voz, geraria uma contradição no uso que o cliente fazia dela, pois abalaria o equilíbrio de aspectos de sua estrutura caracterológica, deixando-o desnudado, frente a frente com os processos que levaram à sua formação. Como poderia manipular os outros se questionasse aspectos de seu caráter por meio das modificações na voz? Esta, parte de seu padrão cronificado de comportamento, só poderia ser modificada à medida que o cliente aceitasse aproximar-se de seu caráter, conhecendo-o pela consciência e percepção dos mecanismos vocais, tanto fisiologicamente quanto em sua função de defesa. No entanto, aceitar e perceber a relação entre a voz e o caráter é muito difícil, eventualmente levando o cliente a questionar até mesmo seu trabalho. O conhecimento de que para mudar a voz seria necessário tocar no caráter e dissolver a estrutura cronificada em certo padrão de funcionamento poderia provocar o afastamento do tratamento. Por outro lado, no caso desse cliente, o fato de estar sentindo que estava perdendo a voz era um forte sinal no sentido de que ele não conseguia mais manter seu padrão de emissão vocal, com forte ressonância oral.

O diagnóstico fonoaudiológico das disfonias funcionais deve, portanto, incluir a leitura das manifestações caracterológicas que compõem a estrutura psíquica de uma pessoa para que o fonoaudiólogo possa compreender a voz em sua função defensiva e avaliar a possibilidade de aprofundamento na condução do tratamento para que este obtenha o sucesso esperado. Por meio dessa compreensão, o fonoaudiólogo poderá definir melhor sua abordagem com relação às manifestações caracterológicas, não ignorando nem trabalhando sem a consciência do cliente, mas conhecendo seus objetivos terapêuticos com respeito a elas com o uso das técnicas corporais apropriadas, percebendo as relações entre o uso da voz e o modo de ser da pessoa que está sob atendimento.

O exemplo descrito, bastante comum na clínica fonoaudiológica, era evidentemente um caso em que a abordagem das manifestações caracterológicas deveria ser feita com imenso cuidado, uma vez que a demanda já indicava o tipo de tratamento buscado (o cliente pedia exercícios para realizar quando quisesse e tivesse disponibilidade de tempo). É desnecessário dizer que o cliente permaneceu por pouco tempo no tratamento, abandonando-o assim que sentiu que sua voz não o incomodava tanto e viu a possibilidade de realizar os exercícios por conta própria. Na verdade, abandonou o tratamento cedo demais, tal como fizera com as outras fonoaudiólogas que o haviam atendido.

Como vimos, o caráter age simultaneamente como um mecanismo de defesa e uma barreira às pulsões reprimidas. Desse modo, sendo uma manifestação caracterológica, a voz pode ser bonita, que se projeta, rica em tons e subtons; será sempre a expressão da defesa e esconderá dificuldades que estão reprimidas no interior do indivíduo.

A terapia fonoaudiológica, por meio do olhar reichiano, entende os exercícios feitos para o trabalho vocal como modos de abordar as resistências do cliente – pelo trabalho com o corpo e com a voz – para a possível conscientização das manifestações que poderão levar à dissolução da couraça do caráter naqueles aspectos que estão ao alcance do fonoaudiólogo no âmbito de sua capacidade profissional. Este não objetiva mudanças nos processos primários que foram determinando o caráter, e nem tem como meta a quebra do aparelho narcísico do caráter. Sua abordagem, no entanto, agindo sobre uma manifestação do caráter do paciente, aproxima-o de sua problemática emocional e exige, portanto, habilidade clínica para lidar com os efeitos dessa aproximação.

Com base nessa visão, quando o fonoaudiólogo propõe exercícios sem querer aprofundar o trabalho caracterológico e assim mesmo encontra resistências em sua realização, estas serão compreendidas como resistências do caráter. Por outro lado, os exercícios fonoaudiológicos serão feitos tendo como foco uma flexibilização de sua estrutura cronificada. Os apontamentos em relação aos traços de caráter, especialmente aqueles referentes à voz, quando decidir efetivá-los, serão feitos com base na abordagem teórica reichiana, levando em consideração o conhecimento e a capacidade profissional do terapeuta, além da possibilidade de o cliente aceitar uma perspectiva ampliada do tratamento.

3

A abordagem corporal na clínica fonoaudiológica

Para Descartes o homem é constituído por duas substâncias diferentes: corpo e alma. Essa dualidade instaura a percepção de duas realidades diferentes produzindo uma visão não integrada no ser humano.

Tal visão teve como efeito "implicações do ponto de vista da moral medieval: corpo como matéria, autômato, irracional, produtor do mal e do pecado. Alma como antimatéria, matriz do pensamento racional e do bem"[1].

Ainda hoje, no homem ocidental, "as experiências de si são marcadas pela distinção corpo-mente"[2].

Com freqüência, o olhar dos fonoaudiólogos acompanha essa visão dual, adotando ainda o modo de ver o corpo que prevaleceu na medicina, na modernidade. O corpo é visto de maneira fragmentada, em órgãos, e suas partes são olhadas isoladamente. Essa forma de ver o corpo induz muitos fonoaudiólogos a analisar o aparelho fonatório como um instrumento, um objeto para ser manipulado e moldado como se fosse, por exemplo, uma boca ou uma língua eficientes para determinada função. Acompanhando a evolução do pensamento, no entanto, grande

---

1. BRIGANTI, C. R. *Corpo virtual: reflexões sobre a clínica psicoterápica*. São Paulo: Summus, 1987, p. 16.
2. FIGUEIREDO, L. C. *Modos de subjetivação no Brasil e outros escritos*. São Paulo: Escuta, 1995, p. 149.

parte dos fonoaudiólogos tenta hoje reinstaurar a unidade corpo–mente, buscando ver o corpo de uma perspectiva ampliada.

O corpo "[...] não é e nem pode ser usado como instrumento"[3]. E mais, "[...] não se pode mais pensar em corpo dissociado da mente"[4]. Isis Meira, uma das pioneiras do trabalho corporal em fonoaudiologia, propõe que o fonoaudiólogo, utilizando uma variedade de técnicas corporais e lidando com as inibições, insatisfações e dificuldades emocionais, relativas ao problema de fala do cliente, ajude-o a atingir o equilíbrio fisiopsíquico. O fonoaudiólogo deve acompanhar o corpo do cliente e perceber suas necessidades por meio desse trabalho, pois "[...] o corpo acorda, conscientiza-se, torna-se presente, torna-se forte, redescobrindo o muito que pode, evoluindo até atingir a consciência mais ampla..."[5].

O trabalho corporal, desenvolvendo consciência e sensibilidade, leva à percepção das tensões e do uso inadequado da musculatura para falar, mastigar e respirar, além de aumentar o conhecimento dos hábitos corporais alterados.

O corpo na fonoaudiologia é "[...] olhado na expressividade dos distúrbios...". Esse modo de olhar o corpo parece retomar a visão de um corpo máquina, dissociado da mente, mas as definições de corpo expressas por fonoaudiólogos e depois analisadas "[...] indicam o desejo de considerá-lo no todo – o indivíduo, a pessoa"[6].

Essa transição entre o predomínio de uma visão médica que olha o corpo em fragmentos e uma abordagem abrangente e

---

3. MEIRA, M. I. M. *Gagueira: do fato para o fenômeno*. Tese de doutorado, PUC-SP, 1982.
4. MEIRA, M. I. M. *O trabalho corporal* em fonoaudiologia. *Revista Lugar em Fonoaudiologia*. nº 3, Rio de Janeiro: Universidade Estácio de Sá, Junho de 1990, p. 39
5. *Ibidem*, p. 40
6. RODRIGUES, M. DE C. *Práticas e representações corporais em fonoaudiologia*. Dissertação de mestrado, PUC-SP, 1998, p. 52-3.

compreensiva do corpo gera diferenças na atuação do fonoaudiólogo. De um lado, o corpo é tomado na integralidade de suas partes e órgãos incluindo os processos emocionais e sócio-históricos que formam a pessoa. Nesse caso, o trabalho fonoaudiológico é feito no sentido de desenvolver a sensibilidade, a consciência e a busca do equilíbrio fisiopsíquico. Na outra abordagem, a princípio, cada parte, órgão ou função do corpo é observada isoladamente e depois em suas relações, para a efetivação, controlada e eficiente, de uma função específica, que pode ser tomada como desvinculada dos processos de reorganização psíquica e emocional aí presentes.

Talvez os fonoaudiólogos oscilem nessas posições porque, para exercer sua atividade de modo eficiente, seja necessário tanto ter presente uma visão global e integrada do homem biopsicossocial, quanto conhecer as partes específicas de seu corpo e suas relações.

Quando se toma uma perspectiva abrangente do trabalho corporal, "[...] uma das etapas mais importantes da impostação vocal é a conscientização do indivíduo e o conhecimento pleno de seu corpo como um todo, além de seu aparelho fonador"[7].

A explicação para isso é que a conscientização do esquema corporal é feita com o uso de técnicas de relaxamento global e específico na área cervical, além de um trabalho de percepção e registro de sensações, buscando sempre um estado de eutonia, ou seja, de equilíbrio do tônus.

Uma avaliação corporal em distúrbio da voz tem por objetivo verificar a integração do corpo com a voz como, por exemplo, a postura corporal, verificando a influência desta nos mecanismos da fisiologia vocal, pois uma alteração de postura pode

---

7. KYRILLOS, L. C. R. "O trabalho de impostação vocal: relato de experiência". In: FERREIRA, L. P. (org.). *Um pouco de nós sobre voz*. Barueri: Pró-Fono Divisão Editorial, 1992, p. 133.

obrigar o aparelho fonador a utilizar mecanismos compensatórios para seu funcionamento. As relações entre estrutura corporal e a personalidade do cliente são vistas em termos de sua eficiência comunicativa ou daquilo que este quer comunicar e o que de fato comunica.

Está implícita nisso uma proposta de alterações que ultrapassam o uso que o cliente faz da voz, mas atinge todo o seu corpo e seu modo de ser e relacionar-se. A percepção das discrepâncias entre aquilo que o cliente quer comunicar e o que de fato comunica por seu corpo está contida na proposta reichiana de observação dos comportamentos que revelam o funcionamento do caráter. Para que isso ocorra Reich propõe num primeiro momento o seu apontamento, afirmando que na análise do caráter "[...] temos de mostrar ao paciente o traço de caráter isolado, e isso muitas vezes até que ele consiga se libertar dele e encará-lo de maneira semelhante à que faria com um sintoma compulsivo inoportuno"[8].

A observação da forma de o sujeito se comunicar possibilita um trabalho sobre o traço de caráter, trabalho que amplia o olhar do cliente sobre seu próprio modo de ser, trazendo-o à consciência.

Por outro lado, as modificações na postura e no uso mais eficiente de mecanismos implicam modificações e reequilíbrios na personalidade. Desse modo, mesmo que trabalhe somente uma parte específica dos mecanismos da fala ou do corpo, o fonoaudiólogo trabalha com o cliente de forma abrangente, pois essas partes são vistas como compondo um todo, e cada parte trabalhada contribuirá para a modificação geral, fisiopsíquica, do indivíduo.

É importante pontuar a necessidade de observar dois aspectos do corpo no trabalho com cantores: a posição da cabeça, dos

---

8. REICH, W. (1933), *op. cit.*, p. 62.

A CLÍNICA FONOAUDIOLÓGICA E A PSICOLOGIA CLÍNICA 55

ombros, do tronco e das pernas uns em relação aos outros, e o melhor uso das estruturas utilizadas na fonação, da forma menos estressante, isto é, o trabalho com o aspecto econômico, definido como o melhor desempenho com o menor esforço. Para conseguir o alvo pretendido propõem-se, entre outros, exercícios posturais gerais, exercícios de segmentos corporais específicos e de respiração. Tais exercícios visam a uma atitude mais relaxada e adaptada ao espaço físico, ao desenvolvimento da propriocepção das estruturas responsáveis pela emissão dos sons e a uma movimentação plena e controlada da respiração.

Os exercícios propostos buscam uma mudança de atitude. Se esta for entendida como expressão de uma maneira de ser, as mudanças terão por efeito modificações mais abrangentes.

Em contrapartida, considerando outros quadros clínicos tratados por fonoaudiólogos, tomemos dois aspectos do processo terapêutico da gagueira em que o corpo desempenha um papel relevante: um referente à importância do desenvolvimento da sensibilidade corporal e outro ao desenvolvimento da consciência crítica sobre a produção da fala e da gagueira. Essa sensibilidade corporal é "[...] parte importante da consciência crítica e subsídio fundamental para construir novas formas de lidar com a fala e a gagueira"[9].

A sensibilidade corporal é importante para, entre outros fatores, auxiliar na percepção da gagueira, na produção da fala gaguejada proposital e na percepção da respiração. No tratamento de crianças, esta sensibilidade permite a vivência de "[...] momentos de fala automática e espontânea que (a) levem a perceber-se um falante competente"[10]. Isso é feito mediante o alcance de um estado de relaxamento, usando técnicas como toques e massagens.

---

9. FRIEDMAN, S. *Gagueira*. In: LOPES FILHO, O. DE C. *Tratado de fonoaudiologia*. São Paulo: Roca, 1997, p. 987.

10. *Ibidem*, p. 988.

Com respeito à fala automática e espontânea, bem como a percepção da respiração, os objetivos das propostas terapêuticas de alguns fonoaudiólogos para a gagueira não se distanciam das propostas reichianas, em que se busca a auto-regulação, o padrão livre e espontâneo do ritmo biológico de cada indivíduo. Além disso, não é matéria simples perceber a própria gagueira. Esse tipo de percepção exige da pessoa um grau elevado de autoconhecimento e de integração com o meio ambiente.

Com relação aos distúrbios da motricidade oral, afirma-se que os problemas orais são em grande parte causados por uma postura corporal inadequada, sendo preciso, nesses casos, avaliá-la, buscando as inadequações e as assimetrias. Aponta-se, também, que é importante observar as relações existentes entre as partes duras, os ossos, e as partes moles, a musculatura, tentando verificar a influência de uma sobre a outra.

É preciso focalizar a postura e as assimetrias corporais buscando as condições geradoras de dificuldades específicas na região oral. Considerando que a postura pode ser indicativa de uma atitude ou maneira de ser diante da vida, chega-se à concepção de que um trabalho com a postura corporal atua sobre a personalidade, ou o caráter do cliente.

Utilizando-se alguns conceitos reichianos aliados a conceitos da medicina chinesa no trabalho corporal, para obter uma voz de boa qualidade é necessário entre outras condições "[...] a liberação dos bloqueios no corpo, de aguçada percepção corporal, de uma necessidade de comandar o ar e da possibilidade de relaxamento na laringe..."[11].

A disfonia funcional ocorre quando o indivíduo, submetido a diversos fatores, se vê impedido de utilizar plenamente seu potencial vocal. Por isso, devem-se eliminar os bloqueios e afrouxar

---

11. CATTONI, M. E. M. "Trabalho corporal no atendimento ao disfônico". In: LOPES FILHO, O. DE C. *Tratado de fonoaudiologia*. São Paulo: Roca, 1997, p. 662.

a couraça muscular, promovendo a liberação de energia estagnada, para que a voz se revele e amplie sua potência. "É a partir desta óptica que o trabalho corporal passa a ter sentido no contexto terapêutico. Necessita-se eliminar os bloqueios que impedem que o que já existe, em potencial, se revele"[12]. O conceito de bloqueio corporal de Reich inclui a idéia da angústia e da libido não satisfeita. Esse modo de entender faz ver a liberação do bloqueio como mais do que um processo exclusivamente corporal, mas relacionado aos traços de caráter da pessoa. Tal afirmação mostra que essa citação não deve ser interpretada como sugestiva de um trabalho exclusivo sobre uma parte específica do corpo. De fato, a dissolução da couraça é mais do que mera dissolução de tensão muscular e, portanto, não é desligada das emoções nela incrustadas.

Temos ainda que "[...] a voz irá se revelando à medida que o indivíduo for se envolvendo com o processo de investigação e pesquisa de sua dinâmica corporal, seus ritmos e seu funcionamento vocal"[13].

Nessa afirmação encontra-se a idéia de que ao conseguir chegar a seu ritmo natural, isto é, ao equilíbrio fisiopsíquico e à respiração fluida, sem interferências ou controle da vontade, em um mecanismo que deve ser automático, o indivíduo revelará a voz natural que já possui. Essa colocação aproxima-se do conceito de auto-regulação reichiano.

A idéia de que o indivíduo possui uma potência (vocal, sexual, energética) presa na couraça muscular e, que se for liberada poderá manifestar-se mais intensamente, leva a crer que o trabalho do fonoaudiólogo que se propõe a lidar com a voz é uma tarefa "[...] de afrouxar a couraça muscular, utilizando-se de técnicas corporais adequadas e promovendo uma certa liberação de

---

12. CATTONI, M. E. M., *op. cit.*, p. 662 .

13. *Ibidem.*

58   LILIA ANCONA-LOPEZ

energia estagnada, o que trará como benefício um aumento na potência vocal"[14].

Essa proposta terapêutica que utiliza conceitos da medicina chinesa inclui o uso de técnicas variadas, como: do-in, shiatsu, alongamento, exercícios psicocalistênicos, tai-chi-chuan, massagem integrativa e técnicas de relaxamento, visando ao desenvolvimento da consciência e à propriocepção do corpo, à mudança no padrão, à consciência respiratória e ao relaxamento.

A utilização de técnicas variadas dentro do trabalho fonoaudiológico é bastante comum, e a fundamentação para o emprego de técnicas terapêuticas bem como de técnicas utilizadas nas abordagens corporais de cunho educacional se baseia no fato de que todas elas visam à consciência corporal e à eutonia (equilíbrio do tônus), procurando o conhecimento detalhado do próprio corpo pelo paciente, para que ele mesmo possa operar as modificações necessárias para resolver seu problema de fala ou de voz.

Enfim, diante do exposto fica clara a importância do corpo e dos exercícios corporais na ação do fonoaudiólogo. Com esse trabalho busca-se agir sobre possíveis problemas corporais que têm como efeito o distúrbio da fala ou da voz, como também desenvolver a consciência de um estado natural e positivo e de eutonia no corpo, importante para o conhecimento específico do distúrbio em questão e para o autoconhecimento.

O mesmo ocorre quando se diz que, no trabalho miofuncional do sistema sensório-motor oral, busca-se um funcionamento mais adaptado da musculatura. O que seria mais adaptado senão o funcionamento natural do corpo, sem pressões e sem tensões desnecessárias – tanto físicas quanto emocionais? Se a boca está caída de um lado, se a musculatura é mais rígida de um lado do que de outro, há, com base na compreensão da unidade funcional entre a couraça muscular e o caráter, um motivo para que os

---

14. CATTONI, M. E. M., *op. cit.*, p. 668.

músculos tenham enrijecido de um lado e não do outro, e esse motivo não é apenas mecânico, mas também histórico e emocional. Se um grupo muscular fica abandonado e for necessária uma mudança, isso terá de ser trabalhado com imenso cuidado, pois o ajuste de um lado poderá acarretar mudanças e acomodações no outro lado e no corpo todo exigindo um completo e novo equilíbrio. Para ser conseguido, este último requer, por sua vez, novo referencial que desencadeia novas percepções ou novo posicionamento entre forças opostas. Estamos falando somente de um corpo ou também de uma atitude mental/emocional? Como o organismo vai achar seu novo ponto de equilíbrio?

A abordagem integral do cliente está presente em todas as visões fonoaudiológicas apresentadas, mostrando que sobre qualquer parte do corpo incidem a história emocional, as experiências vividas e o caráter do cliente.

No entanto, no discurso dos fonoaudiólogos observa-se um receio de provocar, com as técnicas corporais, uma incursão no campo emocional do cliente, além do receio de uma "[...] falta de cientificidade..."[15] no modo de lidar com o corpo.

Essa observação, de que há um receio por parte dos fonoaudiólogos de ocorrer uma incursão no campo emocional do cliente, é pertinente uma vez que, como vimos, não é possível um trabalho sobre o corpo independentemente das emoções vividas por ele. Por outro lado, o que está sendo interpretado como falta de cientificismo pode ser a expressão da necessidade sentida pelos fonoaudiólogos de uma explicitação mais clara do trabalho que é realizado por eles. Essa explicitação é que permitirá ampliar o trabalho do fonoaudiólogo preservando sua qualidade científica.

Nesse sentido, as referências feitas à teoria reichiana até este momento indicam que esta possibilita – mediante seu enfoque

---

15. RODRIGUES, M. DE C., *op. cit.,* p. 81.

tanto clínico quanto educacional, que inclui o corpo e a subjetividade –, fundamentar teórica e tecnicamente o trabalho corporal fonoaudiológico. Desse modo, essa teoria que tenta superar as dualidades existentes entre mente e corpo, indivíduo e sociedade, fundamenta a utilização das técnicas corporais com que normalmente o fonoaudiólogo trabalha, explicitando os seus efeitos sobre os aspectos subjetivos e emocionais dos distúrbios.

Algumas posições reichianas me pareceram de especial utilidade para a fonoaudiologia. Entre estas estão, como já vimos:

- A possibilidade de compreender o distúrbio da fala e da voz como uma manifestação do caráter, bem como a possibilidade de utilizar alguns aspectos da técnica terapêutica reichiana no *setting* fonoaudiológico.
- A vinculação do corpo aos processos emocionais.
- A abordagem das manifestações caracterológicas sob a perspectiva dos fenômenos sociais aí presentes.
- O princípio da auto-regulação como básico e fundamental para todas as ações terapêuticas e educacionais realizadas com fins terapêuticos.

O primeiro aspecto citado leva à compreensão de que o distúrbio de comunicação envolve aspectos psicológicos, corporais e, portanto, sociais e éticos, apontando também para o fato de que o distúrbio faz parte de um contexto mais amplo, o que lhe confere maior significado, sendo importante tratá-lo, compreendendo-o como parte da pessoa e conhecendo suas formas de defesa características.

A questão dos limites e das possibilidades do tratamento fonoaudiológico, com base nessa compreensão, gera, no entanto, uma tensão sempre presente quando surge a necessidade de abordar a relação entre o distúrbio de linguagem e as formas de defesa. Esse aspecto é um dos mais centrais e delicados que surgem durante o trabalho terapêutico fonoaudiológico, pois significa compreender com o cliente a relação entre os conflitos gerados anteriormente, que deram origem às manifestações caracterológicas, e o distúrbio de comunicação. Ao mencionar essa relação, é preciso ressaltar que, se não for feita adequadamente, pode levantar resistências ao tratamento devido à possibilidade de tangenciar questões nucleares, de ordem psicológica, que estão presentes na formação desse distúrbio.

A tensão que se revela ao abordar os distúrbios de linguagem como manifestação do caráter ocorre também porque a representação social do trabalho do fonoaudiólogo é a de um profissional que trata utilizando exercícios; conseqüentemente, o cliente busca esse especialista com a intenção de aprender exercícios que o auxiliarão em seu problema de linguagem. Em muitos casos, este cliente não deseja intervenções que o atinjam em sua estrutura caracterológica, nem sequer imagina, ao menos num primeiro momento, que seu distúrbio de linguagem possa estar vinculado a questões de ordem subjetiva. Cabe, portanto, ao profissional, ter sensibilidade e a técnica apropriada para esclarecer como o distúrbio específico de linguagem será abordado e como será estruturado o *setting* terapêutico.

Nessa situação, o fonoaudiólogo tem a possibilidade de iniciar seu trabalho sem elucidar o cliente a respeito da relação distúrbio/manifestações caracterológicas e dos possíveis efeitos do atendimento no modo típico de a pessoa reagir, ou ainda de deixar essa relação clara. Essas e outras questões, como a forma de abordar as defesas e de lidar com a resistência e a transferência no trabalho clínico-fonoaudiológico, podem ser pensadas com base em algumas posições reichianas presentes na análise do caráter. Estas podem, eventualmente, ser utilizadas no contexto fonoaudiológico sem transformá-lo num contexto analítico ou psicoterapêutico e auxiliar na formulação de alguns princípios terapêuticos fonoaudiológicos.

O segundo aspecto citado, isto é, a vinculação do corpo aos processos emocionais, é extremamente importante e útil ao fonoaudiólogo uma vez que ele trabalha sempre com o corpo de seus pacientes, tendo também a consciência de que os aspectos corporais estão vinculados aos processos emocionais. Nesse sentido, o olhar para a couraça muscular é de extremo valor para a condução do caso.

O terceiro aspecto, a abordagem reichiana das manifestações caracterológicas e dos fenômenos sociais nele compreendidos, fornece uma compreensão mais aprofundada e globalizante do distúrbio de linguagem, ao mesmo tempo que possibilita sua abordagem terapêutica ancorada numa sólida posição teórica. A inclusão dos aspectos sociais na formação das manifestações caracterológicas encaminha para uma perspectiva de atuação sobre o meio ambiente por meio de ações educativas e preventivas fundamentando teoricamente as ações do fonoaudiólogo na área da saúde e da educação.

O quarto aspecto complementa mais especificamente o terceiro, porém permeia todos os outros, pois diz respeito a uma postura terapêutica de confiança no cliente e em sua possibilidade de lidar com as dificuldades encontradas na terapia e, ao longo do tempo, encontrar seu próprio caminho e direção. A auto-regulação traz à tona a confiança necessária ao cliente para abandonar o controle rígido de seu corpo e de seus mecanismos automáticos que interferem na voz e na fala, entregando-se a seus movimentos corporais espontâneos e involuntários, necessários à fala fluida, a uma voz clara e potente, assim como a um corpo equilibrado.

Esses aspectos permitem uma aproximação ao objetivo de estabelecer uma interlocução com a clínica psicológica mediante um olhar fonoaudiológico fundamentado na abordagem corporal de base reichiana. Esse olhar possibilita abordar o distúrbio em uma atuação prática, integradora das ações e percepções do fonoaudiólogo, aliada a uma compreensão deste como um traço de caráter que inclui as experiências vividas pelo indivíduo e a formação de sua personalidade.

Para que as relações entre as técnicas utilizadas e seus efeitos sobre os aspectos subjetivos fiquem mais claras, segue o estudo de caso, que, em sua análise, permite verificar, em detalhes, as contribuições e os cuidados necessários ao desenvolvimento de um trabalho clínico fonoaudiológico sob uma perspectiva reichiana.

4

Apresentação do estudo de caso de Yessica

Yessica[1] é uma mulher de 28 anos, embora seu jeito não demonstre isso. Tem modos de menina, impressão reforçada ainda por sua voz que, num primeiro contato, chama a atenção por ser infantilizada, aguda e metálica. Apesar desse jeito aparentemente infantil, esconde uma personalidade determinada e, em alguns momentos, surpreendentemente forte, tendo uma capacidade de percepção aguda e muita energia para a ação.

Tem cerca de 1,62 m de altura, pesando 54 kg. Cabelos castanho-claros, curtos, encaracolados e finos. Seus dentes são perfeitos, pois têm o tamanho ideal para a arcada, o que deixa seu sorriso muito bonito, ainda mais se observarmos também seus olhos grandes, bem abertos, cor de mel, que em alguns momentos ficam mais brilhantes e intensos, embora sejam salientes e sempre escondidos atrás de óculos.

Seu rosto é redondo, a boca pequena e os lábios bem delineados, em forma de coração. Estes têm uma espessura ideal para o rosto. O nariz é pequeno, com aresta larga, e arredondado. Seu corpo é todo proporcional, embora os braços surpreendam um pouco pelo tamanho, ligeiramente grossos se comparados ao resto do corpo.

---

1. O nome Yessica é uma criação da autora e foi usado para proteger a identidade da cliente. Do mesmo modo, foram modificadas algumas informações que pudesses levar a seu reconhecimento, como profissão, cidade de origem e universidade em que se formou.

Por outro lado, suas mãos e seus pés são finos, pequenos e delicados, assim como os pulsos e tornozelos. Seu pescoço não é fino e os ombros arredondados, eretos e bastante largos. A cintura não é muito acentuada, e os quadris e seios têm um tamanho proporcional ao corpo. A parte de que Yessica mais gosta em seu corpo são as pernas; de fato, elas são bonitas, embora raras vezes apareçam, pois normalmente ela veste-se com calça comprida e escura, ainda que goste de usar vestido.

Já conhecia Yessica quando ela me procurou, pois fora minha aluna. Sempre a achei simpática e agradável, embora nunca tenhamos tido muita intimidade. Durante o curso, em que faço um trabalho corporal com o grupo, sinalizou que estava tendo dificuldades com a disciplina, pois nunca havia trabalhado o corpo antes. Sua retração no curso foi crescendo.

Esse tipo de problema costuma acontecer com alguns alunos, e, para amenizá-lo, possibilito aos interessados que me enviem relatos escritos das experiências vividas em classe. Estes são respondidos por escrito, abrindo-se assim um canal de troca mais pessoal, que pode se constituir em uma experiência importante tanto para eles quanto para mim.

Yessica utilizou esse canal no início do curso, mas no final não escrevia mais. Lembro-me de que em algumas oportunidades passei minhas impressões sobre seu retraimento e, após uma aula sobre respiração em que ela se queixou mais claramente de sua voz e de sua capacidade respiratória, disse-lhe que deveria fazer alguma coisa a respeito dessa dificuldade e procurar um tratamento. Num desses depoimentos escritos vim a saber que seu pai falecera por ter um câncer na garganta.

Quando me ligou querendo uma consulta, tive uma surpresa agradável. Nessa conversa disse-me que finalmente tinha vencido o medo para me ligar e marcar a consulta. Eu me surpreendi: medo? Nunca imaginei que suas incertezas quanto ao tratamento pudessem advir de medo de passar por ele. O que temeria? Sua resposta foi a de que tinha medo de começar o tratamento, mas não sabia explicar por quê. Depois de algum tempo, quando já estava em tratamento, disse que teve medo de procurar a fono, pois poderia descobrir que tinha "[...] alguma coisa ruim na garganta".

História e demanda

Yessica é a filha mais velha e a primeira neta por parte de mãe, tendo apenas um irmão dois anos mais novo. Sua família é muito grande, pois seu pai tem doze irmãos e a mãe, dez. Ao retomar sua história, lembra-se de algumas brigas com amigas na escola e com a vizinha quando as coisas não ocorriam como ela achava que deveriam.

Mora sozinha em São Paulo, para onde veio quando tinha 20 anos. Nessa época vivia com um namorado e mudou para cá por causa dele. Depois de pouco tempo em São Paulo, o namoro terminou, mas ela resolveu continuar morando aqui. Seu atual namorado mora no Canadá.

Por dois anos e meio freqüentou o curso de sociologia na Universidade Federal do Rio Grande do Norte, e concluiu-o em São Paulo, na USP.

Sua vida sozinha não foi fácil, mas, apesar das dificuldades, está satisfeita. Atualmente trabalha na área de recursos humanos de uma empresa em São Paulo.

Yessica relata ser muito competitiva e brigar quando as coisas não saem como ela quer. Em sua carreira profissional é bem-sucedida; passou em todos os concursos que prestou e recentemente ficou em terceiro lugar numa empresa. Além disso, dará aulas numa universidade.

Yessica é uma moça inteligente e com boa capacidade de percepção de seus problemas. Cuida de seu trabalho e planeja o futuro. Tem sempre algum namorado à sua volta, dando a entender que possui uma vida sexual satisfatória.

Anteriormente já havia procurado uma fonoaudióloga, porque sentira que sua voz incomodava e percebera certa dificuldade respiratória. Isso ocorrera há três anos, quando trabalhava no centro da cidade. Na primeira entrevista a fonoaudióloga disse que parte do problema poderia dever-se à exposição intensa à poluição e sugeriu que fizesse tratamento fonoaudiológico com outra pessoa, já que ela não trabalhava com problemas de voz. Yessica não procurou esse tratamento e não sabe dizer o porquê.

Yessica está em tratamento psicoterápico há nove anos, atendimento este que se desenvolve sob uma perspectiva psicodramática.

Ao contar sua história de vida lembra-se de que, quando pequena, costumava brigar quando achava que alguma coisa não estava certa. Recorda também o clima de tensão que ela e o irmão viviam quando o pai, ao beber, tornava-se agressivo e brigava com a mãe, que os protegia em tudo. Muitas vezes os dois, deitados à noite, ouviam as brigas dos pais e levantavam-se silenciosamente para escutar o que ocorria sem que os pais se dessem conta de sua presença.

A história mais importante relativa a seu problema de voz é a de que o pai, quando bebia, a obrigava a cantar junto com ele num tom mais alto do que ela conseguia. Muitas vezes ele a mandava calar a boca, e ela obedecia. Diz que "[...] tem essa coisa de falar que é difícil, é complicado..." e acrescenta que seu pai, antes da cirurgia do câncer na garganta, fez radioterapia durante um mês, vindo em seguida a São Paulo para fazer uma série de exames, obtendo bons resultados em todos. No entanto, no mês seguinte, havia voltado o câncer com metástase. Atribui isso ao fato de ele nunca ter parado de fumar. Confessa ter medo de desenvolver um câncer na garganta como o pai.

Atualmente Yessica queixa-se de dor de garganta freqüente e diz que, sempre que o tempo muda, esta dói, ficando difícil falar. Sente que sua voz muda conforme o tempo, referindo que há um componente alérgico em seu problema de voz, que está sendo acompanhado por um otorrinolaringologista. Quando fala muito se cansa, fica tensa e rouca, queixando-se de não conseguir falar alto quando faz cursos de treinamento em seu trabalho. Diz também que respira mal, sente falta de ar ao falar e, não raro, fica rouca.

Quando peço que fale sobre o que as pessoas dizem acerca de sua voz, responde que os comentários são de que esta soa como voz de criança e de "[...] taquara rachada". Ela, no entanto, não acha isso de sua voz, classificando-a como meiga, melodiosa, às vezes irregular e metálica, preferindo que fosse mais potente. Depois desses comentários, se contradiz afirmando não gostar de sua voz. Diz também que tem medo de "um dia não poder falar".

Além de se queixar da voz, Yessica tem queixas corporais como dor nas costas, na região lombar, na nuca e no pulso. Refere também que desde pequena, e ainda hoje, freqüentemente pisa torto, tendo sido obrigada a usar tornozeleira muitas vezes. Tinha também as pernas em "×", o que a obrigou a usar botinha até os 18 anos de idade. Tem quatro graus de miopia. Seus olhos produzem cálculos que foram retirados várias vezes, provocando ferimentos. Por esse motivo não pode usar lentes de contato e usa óculos o tempo todo.

Considerações diagnósticas

No exame fonoaudiológico levei em consideração a proposta reichiana da vegetoterapia, pela observação dos anéis de tensão. Seguindo essa orientação, observei a couraça muscular por meio dos segmentos, conforme foi proposto por Reich (1942/1976) e já descrito.

As tensões presentes no anel ocular, no caso de Yessica, são evidentes em sua história médica aqui relatada, que diz respeito aos cálculos que forma nos olhos e nos quatro graus de miopia.

Não esquecendo de que, como Reich (1942/1976) afirma, toda atitude muscular é idêntica ao que se chama de expressão corporal, e que, enquanto numa pessoa os olhos podem dar a impressão de ser sem vida, em outra o olhar pode expressar desconfiança, pautei minha observação de Yessica procurando ver o que seus olhos expressam.

Seu globo ocular um pouco protuberante e os olhos grandes fazem-me pensar numa expressão de medo, embora este não seja imediatamente evidente, enquanto o histórico dos cálculos nos olhos me lembra a dor. Levantei assim a hipótese de que as tensões nesse anel conservam atitudes de dor e medo, afetos que o trabalho sobre a couraça muscular poderia liberar permitindo ser elaborados por Yessica.

Refleti, em seguida, sobre o anel oral que é normalmente bem trabalhado pelos fonoaudiólogos e examinado com cuidado no sentido de observar postura, força, tônus e mobilidade dos lábios, língua, bochechas e mandíbula. As funções de sucção, mastigação, deglutição e articulação também são examinadas cautelosamente.

No exame desse anel, percebo que Yessica mostra ligeira dificuldade de movimentação da língua, que apresenta tremores, falhas de coordenação e falta de força, que impossibilitam a realização de movimentos. Há dificuldade de manter a língua em certas posições por falta de sustentação muscular, ocorrendo, nesses momentos, a participação compensatória de outros grupos musculares, como o da musculatura labial (orbicular dos lábios) e o da mandíbula (mentális e masseter), para manter a língua elevada. A língua apresenta marcas dos dentes nas laterais, indicativa de hipotonia.

Observando a movimentação de seus lábios, notei dificuldade de movimentá-los para a esquerda, o que pode ser um sinal de hipotonia no músculo bucinador do lado oposto. Apresentou, também, quando em repouso, leve tensão do mentális além de mordida profunda.

Em raros momentos seus movimentos articulatórios ficam reduzidos, ocorrendo uma articulação imprecisa que prejudica a compreensão da fala.

Sua sucção não é forte, sendo prejudicada pela falta de força do músculo bucinador. Há tendência para a protrusão da língua na deglutição, compensada pela tensão do músculo mentális e pela movimentação da mandíbula que é protraída.

Nota-se uma tensão no músculo masseter, indicada também pelos relatos de dor nessa região.

Decorre desse exame que o anel oral de Yessica apresenta desequilíbrio no tônus de vários de seus músculos. É importante lembrar que a redução das tensões nessa região pode liberar sentimentos de tristeza, dor ou falta de carinho.

Examinei, em seguida, seu anel cervical pela observação da voz da cliente, pois, como vimos, ele inclui a musculatura profunda do pescoço e da laringe.

A voz de Yessica é infantilizada, agudizada, metálica e áspera. Soa às vezes como uma voz fraca, um pouco trêmula. Sua extensão vocal é restrita e tem dificuldade de mudar o tom, parecendo não controlar muito bem a freqüência dos sons emitidos, o que sugere tensão dos músculos cricotireóideos e tireoaritenóideos.

Yessica também não sabe distinguir um som grave de um agudo ou um som intenso de um mais fraco, confundindo igualmente os termos adequados para expressar essas diferenças. Não soube dizer com clareza nem exemplificar o que era um som alto ou um som baixo, um som grave ou agudo. Esse fato remete a uma dificuldade na percepção dos sons.

Yessica perde a projeção de voz quando à emissão vocal acrescentam-se movimentos de mastigação, indicando dificuldade na manutenção da ressonância no registro da cabeça, outra indicação de tensão ou falta de controle dos músculos presentes na região do anel cervical.

Constatadas as dificuldades de Yessica no controle de sua voz, pedi que fizesse um exame otorrinolaringológico para melhor orientar meu trabalho e verificar a existência de patogenias ou de problemas na estrutura da laringe. O laudo afirma: "[...] apresenta, à laringoscopia indireta, diminuição de tensão de cordas vocais, com hiato de cordas vocais, possivelmente de origem tensional. As CCVV apresentam-se de aspecto normal".

Não satisfeita com esse exame – não só por ter sido utilizada uma nomenclatura já ultrapassada para se referir às pregas vocais e à fenda[2], mas também por não ter sido feita uma gravação em vídeo que me permitisse observar as pregas em movimento durante a vocalização –, optei por pedir outro exame, que Yessica aceitou prontamente.

Desta vez, foi feita uma laringoscopia com a utilização de um laringoscópio Flexível Machida ENT-30 PIII. Foi-me enviado o vídeo junto com o laudo do exame que registra: "Nada digno de nota na região supraglótica; pregas vocais sem alterações estruturais; falsas pregas vocais normais; fechamento glótico incompleto, havendo uma fenda triangular posterior".

Consta ainda do laudo a seguinte observação: "Na fonação há tensão supraglótica, principalmente anteroposterior com avanço assimétrico das aritenóides (maior à esquerda)".

De fato, o vídeo mostra claramente o avanço das aritenóides, o que indica haver um esforço desnecessário para falar provocado pelo mau uso do mecanismo vocal. O uso das aritenóides é pro-

---

2. O termo "hiato" era utilizado para fazer referência à existência de uma distância entre as pregas vocais durante a fonação. Mais tarde, estudos mais detalhados mostraram a existência de diferentes formatos desses espaços entre as pregas vocais que passaram a ser chamados de *fendas*. Estas fendas têm diferentes denominações conforme sua forma. Para mais detalhes sobre as fendas, ler PINHO, M. S. "As 'fendas glóticas' e terapia fonoaudiológica". In: FERREIRA, L. P. (org.): *Um pouco de nós sobre voz*. Barueri: Pró-Fono Divisão Editorial, 1992.

vavelmente o que dá a impressão de voz estrangulada, metálica. Por outro lado, a presença de uma fenda triangular posterior não preocupa, pois Pinho (1992) afirma que: "A fenda triangular posterior quando pequena (grau 1), não costuma acarretar alterações vocais e não deve ser considerada patológica. Quando é de maior área (grau 2) geralmente vem acompanhada de disfonia e freqüentemente está associada à presença de nódulos vocais[3]."

Yessica não apresenta nódulos e sua qualidade vocal pode ser considerada normal, mesmo que agudizada e desagradável para ela.

O exame otorrinolaringológico exclui causas patogênicas para a queixa da cliente, evidenciando aquelas provenientes de tensões na couraça muscular.

Observando Yessica quando deitada com os braços ao longo do corpo, verifiquei que sua cabeça fica voltada para cima, indicando tensão na cervical, confirmada ainda por sua queixa de dor na nuca.

As tensões de Yessica no anel cervical podem ser em parte provenientes do histórico de sua relação com o pai, considerando-se em particular a exigência que este lhe fazia para elevar o tom de voz ao cantarem juntos, provocando um forçamento dela. Além disso, há o fato de ele constantemente lhe mandar calar a boca.

O medo de procurar o tratamento fonoaudiológico é um sinal importante da carga emocional presente no problema de Yessica, idéia reforçada pela queixa de que falar é difícil, de que tem pouca projeção vocal e de que sua voz soa, muitas vezes, infantil.

No exame do anel torácico, que inclui os braços, notei, conforme já foi comentado, que estes parecem ser grandes e pesados, mostrando uma força que contradiz toda a estrutura de seu corpo, que é de modo geral pequeno e delicado. Por outro lado, os movimentos dos ombros e da cabeça são presos, duros e pouco flexíveis. O anel

---

3. PINHO, M. S., *op. cit.*, p. 54.

diafragmático também é bastante trabalhado e analisado pelos fono-audiólogos quando observam a respiração de seus clientes.

No caso de Yessica, sua respiração é superficial e superior, movimentando muito pouco o diafragma. Suas costas, durante a respiração ficam arqueadas e tensas, assim como a musculatura pélvica evidenciada pelo quadril que fica voltado para trás, apontando para uma tensão na lombar que, por sua vez, é confirmada pelo relato de Yessica de dor nessa região.

O anel abdominal é formado pelos músculos retos abdominais e nele não notei alterações.

O anel pélvico, composto pelos músculos dos quadris, também apresenta alterações, pois Yessica tem dificuldade de movimentar os quadris para a frente e para trás, movimento que acompanha a respiração mais livre.

O exame de Yessica indica a necessidade de tratamento fonoaudiológico, levando-se em conta a queixa de voz, a existência de um quadro de tensão na região da laringe e os outros dados constatados nos exames fonoaudiológico e médico aqui descritos. Esses dados referem-se à pequena extensão vocal, à voz de qualidade metálica e pouca projeção, além da pouca capacidade respiratória e da falta de percepção do mecanismo de controle vocal. Esse trabalho deve visar não só à sensibilização e à percepção do tônus dessa região, como também à suavização da tensão emocional que aí se concretiza, flexibilizando sua couraça.

O fato de Yessica fazer tratamento psicológico pareceu-me interessante, pois favorece o apontamento e o enfrentamento de algumas questões caracterológicas que, em outros casos, poderiam ser ignoradas e deixar de ser formalmente tratadas, fazendo parte do tratamento apenas como conhecimento utilizado pelo fonoaudiólogo para nortear suas ações. Outra decorrência desse aspecto é que as ações fonoaudiológicas terão de focalizar mais especificamente o corpo da cliente, mediante exercícios fonoaudiológicos voltados em especial para o trabalho vocal.

Considerando o quadro fonoaudiológico, o prognóstico do caso é bom, não só por não haver patologia importante nas pregas vocais, mas também porque Yessica tem boa percepção de seu problema e responde bem aos exercícios. Nesse sentido, contribui para um bom prognóstico o fato de ela estar preparada para enfrentar e buscar uma compreensão de seu distúrbio, articulando-o com sua história de vida. Esse preparo evidencia-se no fato de ela aceitar a possibilidade de uma relação entre fatores físicos e emocionais na geração de seu distúrbio, que ela compreendeu e aceitou logo no início do tratamento.

Antes de iniciar o atendimento de Yessica, refleti sobre sua voz. Para Behlau (1995), a voz infantilizada "[...] permite o julgamento de ingenuidade do falante e falta de amadurecimento psicológico"[4]. Vista como uma primeira leitura que relaciona a voz à personalidade do falante, essa exposição da autora permite um ponto de partida para a discussão da relação entre a voz e as manifestações do caráter.

Para poder compreender melhor seu caráter, pedi que desenhasse o próprio corpo (Figura 1). Desenhou uma menina com rosto alegre e olhos expressivos usando um vestido infantil com comprimento abaixo dos joelhos. A cabeça é grande em relação ao corpo e o pescoço é bastante comprido se comparado às pernas, que são curtas. Os ombros são largos, fortes, um pouco levantados, podendo passar a impressão de agressividade ou de força, sensação que fica reforçada pelos braços bastante grossos. O corpo não tem nenhuma forma de mulher e os pés são rudimentares.

Como fonoaudióloga, utilizo muitas vezes o desenho como uma atividade que facilita a conversa sobre o modo de ser e a maneira de ver e perceber o corpo da pessoa que atendo, ou seja, como um objeto intermediário para a comunicação.

Pedi a Yessica que falasse um pouco sobre o desenho e ela afirmou ter gostado do que fez, dizendo também ser perfeccio-

---

4. BEHLAU, M. e PONTES, P. (1995), *op. cit.,* p. 131.

nista. Como não falou mais do que isso, evitei comentar algumas de minhas observações, deixando que isso fosse feito mais tarde, se surgisse essa oportunidade.

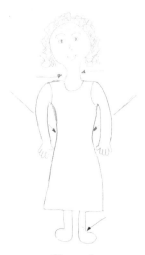

Figura 1

A voz de Yessica, infantilizada e agudizada, aliada a uma aparência também infantilizada e a seu comportamento de menininha, faz pensar que ela desenvolveu esse modo de agir para se proteger dos conflitos que não pôde enfrentar em sua infância, buscando, assim, um equilíbrio fisiopsíquico. Esses comportamentos dificultam uma maneira mais livre e espontânea de estar no mundo. É assim que as manifestações de caráter funcionam, estabelecendo um equilíbrio neurótico. Yessica percebe problemas em sua voz que não sai com a devida força, não soa como gostaria e parece a voz de uma menina. As características da voz de Yessica como a intensidade e a extensão vocal reduzidas indicam atitudes do mesmo tipo, isto é, sugerem falta de força, aliada à impotência e a certa rigidez no comportamento. Isso se confirma em sua voz infantilizada e agudizada e no desenho que fez do próprio corpo, que, como já foi descrito, equivale ao de uma menina, sem seios e sem nenhuma forma, com o vestido semi-longo que cobre as pernas, levantando a suspeita de uma sexualidade reprimida e da dificuldade de se assumir mulher.

Tais reflexões se confirmam pelo modo de Yessica se vestir quando vem para a terapia, com simplicidade, usando mais calças do que vestidos.

Em sua relação comigo, percebo uma atitude de sedução infantilizada, muitas vezes reforçada por sua voz que também seduz como a de uma criança. Essas observações evidenciam a possibilidade da presença de manifestações da estrutura de caráter histérico.

Uma das características dessa estrutura é a ambivalência, que Yessica presentifica em relação a suas atitudes comigo: menina/mulher, já descrita, e iniciativa/medo, expressa na indecisão de procurar o tratamento e, ao mesmo tempo, no desejo de se tratar.

Yessica tende a concordar com tudo o que eu digo e aceita prontamente minhas sugestões para o tratamento. Reich (1933/1995) afirma que a estrutura do caráter histérico apresenta com freqüência uma atitude de concordância e abertura a sugestões. Por outro lado, Yessica tem tendência a regredir, confirmando mais uma vez a presença de uma manifestação dessa estrutura descrita por Reich como apresentando:

"[...] uma forte inclinação do caráter histérico para regredir, especialmente para as fases orais,...[...]... atribuída à estase sexual nessa zona, bem como ao fato de a boca, em seu papel de órgão genital, atrair para si uma grande quantidade de libido.." [5].

Na verdade, a pessoa que apresenta manifestações da estrutura de caráter histérico com aspecto infantil esconde, na ingenuidade aparente, aspectos mais fortes de sua personalidade que em alguns momentos não podem ser expressos. Essa contradição permite compreender os momentos em que Yessica manifesta

---

5. REICH, W. (1933), *op. cit.,* p. 200.

uma atitude firme e positiva dizendo e fazendo o que quer, exemplificada por sua decisão, ainda muito jovem, de sair de casa e vir morar em São Paulo.

Por outro lado, algumas queixas de Yessica, como a constante referência a seu perfeccionismo e à sua crítica, também expressas ao fazer e analisar o desenho de seu corpo, levaram-me a pensar que o diagnóstico "caráter histérico" não era suficiente para compreendê-la. Mostrava, desse modo, algumas atitudes que correspondiam a manifestações da estrutura do caráter compulsivo, confirmada pela dificuldade de se entregar aos sentimentos e ao controle mental que exercia para não se deixar afetar por eles, atitude que, como veremos, surgiu nas primeiras sessões de terapia e ela confirmou.

Como afirma Reich (1933/1995), a pessoa que apresenta uma estrutura de caráter compulsivo "[...] revela forte reserva e autodomínio, e tem má vontade para com os afetos"[6].

A atitude crítica de Yessica apareceu diversas vezes durante o tratamento, quando falava das pessoas com quem convive. Nesses momentos ela pode tornar-se pedante em suas exigências intelectuais, mostrando pouca flexibilidade em aceitar as limitações das pessoas. Torna-se, então, pesada e dura, quando certamente poderia ser mais leve, suave e receptiva, e deixa transparecer a rigidez característica da estrutura do caráter compulsivo que, conforme esclarece Reich (1933/1995), tem: "[...] um sentido de ordem pedante. Tanto nas coisas grandes como nas pequenas, vive de acordo com um padrão irrevogável e preconcebido"[7].

Apesar de ter manifestado medo de fazer o tratamento, Yessica apresenta-se disponível para o trabalho fonoaudiológico e aceita as atividades que proponho. Pude entender essa reação, a

---

6. REICH, W. (1933), *op. cit.*, p. 203.

7. *Ibidem*, p. 201-02

partir da leitura do "caráter histérico", como uma ânsia para me agradar, oferecendo-se como uma ótima paciente.

A dificuldade de inserir Yessica num caráter não me surpreendeu, uma vez que, como já vimos, o próprio Reich, como afirma Rego (1994), entende o caráter como um sistema defensivo que pode assumir formas diversas.

A crítica de Yessica aos outros aparece em relação a si mesma quando surge alguma dificuldade diante dos exercícios que fazíamos, como o relaxamento e os exercícios respiratórios, que exigem maior contato consigo mesma e com seus sentimentos. Como veremos mais adiante, nesses momentos ela mostrava uma necessidade de se conter, de segurar de algum modo as suas emoções, resistindo aos exercícios.

Para Lowen (1982), "[...] a contenção significa 'segurar nas costas'..."[8], fato que parece ocorrer com Yessica, pois ela se queixa de dor nas costas, região da lombar e nuca.

No entanto, em alguns momentos Yessica mostra uma personalidade surpreendentemente forte, e tem um sorriso bonito, um olhar brilhante e um corpo proporcional e harmonioso. Essas características entrariam em choque com a descrição feita por Reich da estrutura do caráter histérico e do compulsivo. Lowen (1982), no entanto, cita a possibilidade de uma personalidade *ativa e vibrante* quando *a contenção é moderada...*[9], e refere, como já vimos, a possibilidade de uma pessoa de caráter rígido ter essas características.

Na área profissional Yessica empenha-se fortemente para conseguir o que quer e se, por exemplo, perde um emprego, logo em seguida arranja outro. Nos concursos que realiza quer conseguir o primeiro lugar, e os resultados por ela obtidos têm sido bem próximos a esse.

---

8. LOWEN, A., *op. cit.,* p. 146.
9. *Ibidem*, p. 147.

A frustração de Yessica com o pai é uma condição que certamente ocorreu com respeito à sua voz e à sua capacidade de cantar, sendo este um dos fatores que me levaram a relacionar seu problema vocal com sua história de vida emocional e com a geração das tensões presentes em seu corpo, mais especificamente na laringe.

Yessica buscara tratamento fonoaudiológico para melhorar sua condição vocal. Para atingir esse objetivo seria preciso aumentar sua capacidade respiratória e sua extensão vocal. Seria também necessário melhorar sua percepção e seu controle do mecanismo e da qualidade vocal, bem como usar a ressonância oral para que houvesse melhor rendimento e menos esforço ao falar. Para que isso fosse possível, teria também de trabalhar as tensões presentes em todo o seu corpo, em especial na região da laringe.

A leitura caracterológica foi o pano de fundo para o trabalho no sentido de explicitar, quando possível e/ou necessário, as relações entre as tensões na região da laringe e seu caráter.

Considerei que seria possível, no decurso desse tratamento, acompanhar as aproximações ao caráter de Yessica e o afrouxamento de sua couraça caracterológica sem invadir o campo da psicologia e sem perder as características do tratamento fonoaudiológico.

As aproximações ao corpo e uma leitura mais completa das manifestações do caráter de Yessica foram feitas com o uso dos procedimentos adotados normalmente pelos fonoaudiólogos, mas acrescidos do conhecimento reichiano que adquiri durante o doutorado. Nesse percurso, procurei identificar os momentos em que percebi as dificuldades no limite de minhas ações profissionais e a solução encontrada por mim assim que esses limites se concretizavam.

Relato das seis primeiras sessões
do tratamento de Yessica

Nas primeiras sessões com Yessica, procurei conhecê-la ainda mais, aprofundando o exame inicial que, a meu ver, é um processo contínuo. Perguntei-lhe sobre sua vida, sua família e seus hábitos e atividades. Enquanto conversávamos, introduzi o uso do gravador como forma de ela monitorar sua voz e se escutar falando. Ela foi consultada e concordou com o uso desse material para publicação.

As questões trazidas por Yessica mostravam como o momento inicial da terapia era importante para conhecer seus modos de reação ao tratamento, assim como suas atitudes de enfrentamento e conhecimento de suas dificuldades. Era também importante para que ela aprendesse o modo como os exercícios fonoaudiológicos ou o trabalho corporal deveriam ser feitos. Foi necessário dizer a Yessica que nem sempre ela ficaria bem disposta, relaxada e feliz com o que fizéssemos em terapia, já que esse trabalho poderia ser bastante difícil para ela.

O desconforto e o medo de Yessica com relação ao tratamento manifestaram-se na primeira sessão de terapia, quando lhe perguntei o que achava de deitar-se no sofá da sala. Ela respondeu que não era fácil, pois sentia medo e ficava um pouco envergonhada em fazê-lo. Disse que isso ocorrera também quando fora minha aluna, durante as aulas em que fazíamos um trabalho corporal.

Eu enfrentava, nesse primeiro momento, as dificuldades de Yessica com o tratamento fonoaudiológico. Elas confirmavam a afirmação de Reich (1933/1995) de que raramente os pacientes estão preparados para abrir-se ao analista e deixar-se analisar desde o começo, chamando essa dificuldade de "barreira narcísica" [10].

---

10. REICH, W. (1933), *op. cit.,* p. 52.

Apesar de o tratamento em questão ser fonoaudiológico, ocorreu-me a diferença entre este e o tratamento psicológico. Um psicólogo poderia interpretar o medo inicial e a vergonha de deitar-se no sofá, no entanto, como fonoaudióloga, preocupei-me em fortalecer sua adesão ao tratamento já que precisaria de sua participação ativa no trabalho e sabia que este nem sempre seria agradável para ela. Sabia também que, nos momentos em que o trabalho fosse desagradável, eu precisaria dar-lhe força, apoio e compreensão para poder continuá-lo e que por isso teríamos de estabelecer uma boa relação para que eu pudesse dar e ela receber meu apoio. Interpretar a resistência ao tratamento poderia eventualmente levá-la a pensar que trataria diretamente de seus afetos, o que não corresponde aos objetivos e à relação que se estabelece em um tratamento fonoaudiológico. Além disso, Reich (1942/1976) afirma que: "[...] não se costuma, no trabalho de análise do caráter, tratar de um assunto por mais imediato que seja se o paciente não tocar nele por si mesmo..."[11].

Considerei, portanto, que era uma boa decisão não levar em conta minhas suposições e aguardar que a própria cliente falasse de suas dificuldades com o tratamento.

Yessica resistiu um pouco para deitar-se no sofá, mas diante de meu incentivo acabou por fazê-lo, permitindo o início do trabalho com a respiração que se fazia extremamente necessário, pois era possível observar seu abdome todo paralisado. Sua dificuldade com a respiração estava vinculada às tensões presentes em seu anel diafragmático e abdominal e, por isso, priorizei inicialmente o trabalho respiratório. Sabia que seu anel diafragmático estava bastante enrijecido e tinha conhecimento da importância, para a fonação, do ar em movimento durante a expiração. Além disso, sabemos por Ferreira e Pontes (1992) que há uma

---

11. REICH, W. (1942), *op. cit.*, p. 266.

A CLÍNICA FONOAUDIOLÓGICA E A PSICOLOGIA CLÍNICA   83

tendência para a utilização de respiração "[...] de tipos inferiores para indivíduos normais e superiores para os indivíduos disfônicos..."[12], como era o caso de Yessica. Sabia também que a respiração inferior, abdominal ou costodiafragmática é a mais adequada para o canto ou para uma voz com mais volume, e por isso, era preciso que Yessica aprendesse essa respiração.

Por outro lado, Reich (1976) afirma que:

[...] as perturbações respiratórias nas neuroses são os sintomas que resultam de tensões abdominais. Imagine que você está assustado, ou que prevê um grande perigo. Involuntariamente aspirará o ar e prenderá a respiração. Como a respiração não pode cessar inteiramente, você logo respirará outra vez, mas a expiração não estará completa. Será superficial.[13]

Yessica queixava-se de falta de ar, principalmente quando tinha de falar alto. Também sentia dificuldade em coordenar a respiração durante a emissão de sons. Às vezes percebia a respiração curta e muito fraca para o tamanho de seu corpo. Essas reações poderiam protegê-la do medo. Pensando em sua história, considerei que esse sentimento poderia existir desde a sua infância, quando sorrateiramente espiava os pais brigando ou quando seu pai havia bebido. Naturalmente não disse isso a ela, mas sabia que ao trabalhar o anel diafragmático estava liberando sua couraça muscular do medo que estava nela incrustado, e pretendia que com o tempo ela fosse capaz de expressá-lo.

A decisão de iniciar o trabalho com a respiração contraria a proposta reichiana de que o trabalho com a couraça muscular deve começar pelo anel ocular, seguindo para o próximo anel só quando

---

12. FERREIRA, L. P. (org.). *Um pouco de nós sobre voz*. Barueri: Pró-Fono Divisão Editorial, 1992, p. 15.
13. REICH, W. (1942), *op. cit.*, p. 259.

o anterior já estiver livre de todas as tensões. No caso de Yessica, no entanto, observei que ela parecia não respirar, apresentando apenas uma movimentação muito sutil do peito. Diante disso, sugeri que respirasse pelo abdome, observando que este e seu diafragma quase não mexiam. A tentativa de mexer o diafragma evidenciou uma dificuldade muito grande, pois Yessica não conseguia movimentá-lo, e parecia incapaz de respirar. Ela disse não acreditar que conseguiria realizar esse exercício, expondo também sua ansiedade por não conseguir fazê-lo. Pedi que tentasse movimentar o abdome colocando minha mão sobre ele e pressionando a cada expiração. Depois de um longo tempo sem nenhum resultado, Yessica começou a movimentar o abdome e o diafragma.

Esse fato foi extremamente importante, pois representou para ela uma grande conquista e significou a possibilidade de vencer resistências e dificuldades com o tratamento, criando condições para entregar-se a ele com mais disposição.

Além do exercício respiratório, fazíamos o relaxamento com a intenção de sensibilizá-la quanto à percepção e à consciência corporal, indicado por vários autores para a terapia vocal (Cattoni, 1997; Ferreira e col., l984; Segre, Naidich e Jackson, 1992). Esse trabalho era importante para que ficasse mais atenta e perceptiva às necessidades de seu corpo e à sua história corporal conduzindo-a ao conhecimento de seu corpo, sua voz, seus hábitos e seu caráter. Dava-lhe também as condições necessárias para que viesse a distinguir e dissociar os diferentes grupos musculares que agem durante a fonação. Esta última tarefa é necessária para, como afirmam Segre, Naidich e Jackson (1992), manter a cintura escapular e a musculatura perilaríngea bem flexíveis e relaxadas, enquanto toda a musculatura envolvida na respiração estará tensa e submetida a contrações durante a fonação.

Apesar de sua primeira conquista sobre o movimento do diafragma e do abdome, a dificuldade em iniciar o tratamento e entregar-se a ele continuou ainda por algumas sessões, manifestando-se de diferentes formas.

Estávamos diante do que Reich denomina de resistências do caráter, que, de acordo com esse autor são: "[...] um grupo particular de resistências que encontramos no tratamento dos nossos pacientes. Estas derivam seu caráter especial não de seu conteúdo, mas dos maneirismos específicos da pessoa analisada..."[14].

Uma das formas de Yessica manifestar sua resistência ao tratamento ocorreu na terceira sessão de terapia, quando disse estar com a voz cansada e ter dúvidas quanto a fazer ou não um exercício de relaxamento vocal pela vibração dos lábios e da língua, por meio do qual estaríamos trabalhando seu anel cervical, pois ela acreditava que essa atividade poderia piorar sua condição vocal. Essa fala parecia uma resistência ao tratamento que surgia justamente no momento em que eu propunha um trabalho sobre a couraça, que atingia as emoções relacionadas à sua história de vida, e exatamente aquelas que estavam ligadas à sua queixa de voz.

O fato de ela dizer que o trabalho proposto poderia piorar sua condição vocal parecia um questionamento sutil sobre minha conduta, e ela buscava, talvez, com essa fala, manter o tratamento sob seu controle. Esse modo de agir parecia uma manifestação de um traço do caráter compulsivo em quem, como afirma Reich (1933/1995), "[...] as capacidades críticas – dentro da estrutura da lógica – são mais bem desenvolvidas que as criativas"[15]. Reconhecendo essa atitude, optei por agir conforme a indicação de Reich (1933/1995) de que, diante de uma barreira narcísica, é melhor deixar de lado qualquer tipo de persuasão e esperar compreender "[...] por que o paciente se comporta desta ou daquela maneira"[16].

---

14. REICH, W. (1933), *op. cit.,* p. 53.
15. *Ibidem*, p. 202.
16. *Ibidem*, p. 53.

Por outro lado, para poder continuar o trabalho fonoaudiológico, contrariei sua resistência firmando minha posição de que ela deveria fazer o exercício, esclarecendo, no entanto, que este não lhe seria prejudicial (como de fato não o era) e que ela poderia fazê-lo com tranqüilidade. Atingia desse modo a segunda fase do tratamento caractero-analítico, que Reich (1933/1995) descreve como "[...] a dissolução da couraça do caráter, ou, em outras palavras, destruição específica do equilíbrio neurótico..."[17], fase que segue o afrouxamento da couraça. A diferença entre o trabalho caractero-analítico e o tratamento fonoaudiológico, nesse caso, se deu pelo fato de que não me referi diretamente a suas resistências, ou melhor, utilizei o recurso de insistir em que fizesse o exercício como um meio para que ela não cedesse à resistência e, como conseqüência, não cedesse a seu equilíbrio neurótico de deixar intocados os sentimentos presos em seu anel cervical.

Em outra ocasião, durante um exercício de vocalização, Yessica disse estar sem ar, não podendo, portanto, completar o exercício. Observei, no entanto, que, na verdade, ainda não tinha usado todo o ar disponível e teria podido continuá-lo. Queixou-se de que, se prestasse atenção na respiração, não conseguiria prestar atenção na voz, observando uma coisa ou outra. Esse comportamento diante do exercício pareceu-me novamente uma manifestação de resistência ao tratamento. Nesse caso, sua resistência era mais forte e tive uma ação ligeiramente diferente da anterior, mas sempre procurando acompanhar Reich (1933/1995), de abordar as resistências por meio da couraça do caráter, tendo em mente os objetivos do tratamento fonoaudiológico. Nesse caso, foi preciso aceitar suas dificuldades e separar um exercício do outro, isto é, paramos temporariamente com as vocalizações, continuando apenas com os exercícios de respiração, para só

---

17. REICH, W. (1933), *op. cit.*, p. 273.

A CLÍNICA FONOAUDIOLÓGICA E A PSICOLOGIA CLÍNICA

mais tarde retomar as primeiras, quando ela estivesse mais preparada para isso.

A realização mais freqüente dos exercícios respiratórios levou à conscientização do quanto sua respiração era curta e insuficiente. Conscientizava-se, assim, de sua tensão na couraça diafragmática, que também era responsável por muitas dificuldades encontradas por Yessica, como a sensação de dor, de incômodo e de falta de ar de que se queixava nessas primeiras sessões.

O fato de insistir para que fizesse os exercícios, cedendo em parte à decisão de não fazer as vocalizações, ajudou a quebrar mais algumas resistências, trabalho iniciado desde a primeira sessão, quando deitou no sofá e conseguiu vencer a dificuldade de respirar pelo abdome. Estávamos, assim, trabalhando sobre a couraça, em especial sobre o anel diafragmático, tentando dissolver as sutis resistências que, de acordo com Reich (1942/1976), se dissolvidas, poderiam liberar sentimentos de medo e tristeza. Eu sabia que dessa forma a cliente estaria sendo tocada em seu caráter e, portanto, profundamente, sem que eu precisasse me referir a esse fato. No entanto, eu abria mão de alguns exercícios que pareciam intransponíveis para ela naquele momento, deixando para fazê-los mais tarde, quando fosse possível sua realização. Desse modo, também acompanhava Reich (1933/1995) em sua afirmação de que "[...] deve-se evitar interpretações que envolvam sondagens mais profundas enquanto não aparecer e for eliminada a primeira frente das resistências primordiais..."[18].

Neste começo de nosso trabalho, além de focalizar a respiração, eu procurava facilitar o desenvolvimento da consciência corporal da cliente por meio de diferentes tipos e formas de relaxamento como o indutivo, isto é, aquele que o terapeuta orienta o cliente durante seu desenvolvimento. Podem-se usar imagens,

---

18. REICH, W. (1933), *op. cit.*, p. 40.

formular histórias e criar ambientes que ajudem o cliente a soltar suas tensões. Outro modo de fazer esse trabalho é propiciar ao cliente a oportunidade de sentir melhor seu corpo buscando nele sensações de peso, calor, forma, relações entre suas várias partes e também procurando perceber a noção de tamanho e espaço (Sandor, 1982; Alexander, 1991).

Embora as dificuldades na realização desses exercícios também se fizessem presentes, ainda que de modo muito sutil, Yessica queria conseguir observar tudo o que eu apontava, tudo o que eu pedia. Sua vontade de fazer os exercícios com todo o rigor e precisão necessários era outra forma de manifestação de seu caráter.

Uma vez, por exemplo, durante um relaxamento indutivo, eu lhe pedi que observasse pontos de calor no corpo. Ela os observou atentamente, verificando também como a temperatura se espalhou para o resto do corpo, comparando ainda a temperatura entre esses pontos e observando quais eram mais intensos. Dizia então: "Eu consegui ver o que estava quente. Estavam quentes as minhas mãos, os meus pés e as minhas costas. Aí depois eu fui espalhando assim o calor". No entanto, quando sua atenção se dispersava e conseqüentemente ela não conseguia mais observar esses pontos, lamentava-se e acreditava não estar fazendo a coisa certa. Dizia então: "Eu tentei, mas a minha atenção vinha para cá" (outro ponto do corpo e não aquele que deveria estar observando): "Eu não consigo coordenar...", ou ainda: "Na hora que eu olhei para a esquerda, foi que eu senti que ela ficou mais... alterou...", ou: "[...] tentando, mas eu sei que eu não consigo". "Sei que não consigo controlar. E eu acho que talvez o que eu sofro é que eu fico...". Demonstrava desse modo que estava muito disponível para o tratamento, embora não sem dificuldades e queixas, e minha atitude era de acolhê-las e explicá-las como fazendo parte de seu processo.

O perfeccionismo mostrado por Yessica é uma manifestação da estrutura do caráter compulsivo que tudo quer controlar. Como, porém, essas reações favoreciam e ajudavam o tratamento, eu não revelava a atitude defensiva presente nelas. Ia assim dissolvendo a couraça nos pontos de menor resistência, aguardando o momento mais oportuno para trabalhar com os exercícios aos quais oferecia mais resistência. Com minha atitude, acompanhava Reich (1933/1995) em sua orientação de que: "[...] deve-se dar precedência àquele aspecto da resistência que fica próximo do ego consciente, a 'defesa do ego'"[19].

Afirma ainda este autor que

> [...] procuramos atacar as resistências fundamentalmente a partir da defesa, isto é, pelo lado do ego...[...]... primeiro esclarecemos (para o cliente) o fato de que está se defendendo de 'alguma coisa', depois 'como' o faz, de que meios se serve (análise do caráter), e só muito mais tarde, quando a análise da resistência progrediu bastante, lhe dizemos, ou ele descobre por si, contra o que se dirige sua defesa.[20]

Em outro momento do trabalho com Yessica, por exemplo, ela não estava conseguindo observar os pontos de calor porque sua atenção se desviava para a respiração abdominal. Ela dizia que prestava atenção no abdome e não conseguia sentir os pontos de calor. Eu apontei o fato de ela não conseguir observar pontos de calor porque sua atenção estava concentrada na movimentação do abdome. Disse-lhe também que sentir os pontos de calor era difícil para ela naquele momento, pelo fato de estar passando por um processo de aprendizagem da respiração abdominal, dando-lhe desse modo o apoio de que necessitava para continuar o trabalho corporal. Acrescentei que a sensação de calor

---

19. REICH, W. (1933), *op. cit.,* p. 75.
20. *Ibidem*, p. 76.

exigia um aprofundamento no trabalho corporal, que estava sendo difícil naquele momento, mas em outros ela já havia conseguido. Assinalei que não deveria esperar que observações desse tipo pudessem ocorrer a todo instante. Disse-lhe ainda que a observação dos pontos de calor exigia um aprofundamento que não estava sendo possível para ela naquele momento, por alguma razão que ela mesma teria de descobrir.

Com essa fala, quis deixar claro que eu não tinha resposta para todos os fatos que ocorriam no trabalho corporal, sendo perfeitamente possível que ela ficasse sem perceber coisa alguma em alguns momentos desse trabalho. Passava também a noção de que o trabalho corporal envolve um conhecimento do corpo que vai além do que a linguagem falada pode expressar.

Dizer a ela que havia alguma coisa que devia descobrir por si mesma faz parte da idéia de auto-regulação, que dá a possibilidade de acreditar no potencial humano e, por isso, o poder do terapeuta pode ser dividido com o cliente. Além disso, acreditar na complexidade do ser humano, em sua capacidade de auto-regulação, e respeitá-la, permite pensar que ninguém mais do que a própria pessoa tem o poder de saber o que acontece consigo mesma e com seu organismo. O respeito ao ritmo do outro e à sua capacidade de se desenvolver encontrando sua própria direção faz parte da afirmação de Albertini (1994), já citada, de que o princípio da auto-regulação leva a acreditar numa competência espontânea e visceral da própria vida.

Por outro lado, é essencial que a própria pessoa compreenda que não tem o controle de todos os seus mecanismos corporais, pois, como afirma Reich (1933/1995), o organismo vivo "[...] funciona de maneira autônoma, para além da esfera da linguagem, do intelecto e da vontade, de acordo com leis definidas da natureza, que transcendem de longo o indivíduo..."[21].

---

21. REICH, W. (1933), *op. cit.*, p. 338.

Como o próprio Reich (1933/1995) afirma, o funcionamento da vida "[...] é muito mais profundo que a linguagem e está além dela. Ademais, o organismo vivo tem seus próprios modos de expressar o movimento, os quais muitas vezes simplesmente não podem ser colocados em palavras"[22].

Estes envolvem sempre uma linguagem que Reich (1933/1995) denomina de "[...] linguagem expressiva do núcleo biológico..."[23], que não é racional, que é totalmente diferente da linguagem humana que, por sua vez "[...] além da função de comunicar, funciona também como defesa. A palavra falada esconde a linguagem expressiva do núcleo biológico..."[24].

Como afirma Reich (1995), "[...] trabalhamos num nível de compreensão biologicamente mais profundo..."[25], e só quando sentimos o movimento expressivo que provoca "[...] involuntariamente uma reação de imitação no nosso próprio organismo..." é que podemos dizer que "[...] compreendemos a expressão em nós mesmos e, conseqüentemente, no paciente"[26].

Yessica muitas vezes comportava-se como uma menina, dependente e infantil, mas colaborava como podia, procurando fazer os exercícios exatamente como eram pedidos, tirando dúvidas a respeito de como fazê-los, perguntando o motivo das dificuldades que sentia e analisando suas reações a eles.

A atitude de Yessica de colaborar com o tratamento chegava às vezes ao extremo. Exemplo surpreendente foi quando lhe pedi que fizesse o relaxamento de Jakobson (Sandor, 1982), técnica que alia momentos de tensão a momentos de relaxamento, permitindo a comparação e a percepção mais aguçada de um

---

22. REICH, W. (1933), *op. cit.*, p. 333.
23. *Ibidem*, p. 334.
24. *Ibidem*.
25. *Ibidem*, p. 335.
26. *Ibidem*.

estado e outro. Durante a tensão, manteve a perna contraída e tensa por um bom tempo, fato inédito em minha experiência profissional, pois, em geral, depois de alguns minutos nessa tensão, as pessoas acabam por abandoná-la. No entanto, Yessica agüentou tempo demais.

Aproveitei a oportunidade para apontar sua reação corporal que indicava uma manifestação de seu caráter sem, no entanto, falar diretamente nele. Como afirma Reich (1933/1995): "[...] a resistência do caráter não se expressa em termos de conteúdo, mas de forma: o comportamento típico, o modo de falar, andar, gesticular..."[27].

A atitude de Yessica no exercício expressava um modo de reagir que era o de manter a tensão a qualquer custo. Eu apontei essa sua forma de reagir ao exercício como uma maneira de ela, por si mesma, perceber uma manifestação de seu caráter. Disse-lhe, portanto, que nunca havia presenciado esse fato anteriormente. Ela respondeu: "[...] teve uma hora que nem estava agüentando...", e mais adiante disse: "[...] eu não sabia se tinha que ficar me matando, porque eu sou capaz de fazer isso...". Chegou também a dizer: "Se eu precisar fazer, eu fico assim me matando, não importa o que eu estou sentindo". Mostrava assim, aos poucos, por meio dos exercícios realizados e de suas impressões sobre a experiência de realizá-los, que, se fosse preciso fazer um esforço para realizar um trabalho, seguir uma orientação ou agüentar uma situação, ela o faria, esforçando-se ao máximo, até mesmo passando por cima de suas próprias necessidades, ficando isso bem claro quando fez a seguinte afirmação: "Não importa se eu estou com dor ou não. Eu faço. Tem que fazer, eu faço". Por meio desse exercício e de suas reações a ele, deu-se conta espontaneamente de alguns traços de seu caráter, como, sua obstinação, teimosia e falta de respeito para com seu próprio corpo e suas necessidades.

---

27. REICH, W. (1933), *op. cit.*, p. 59.

Ainda nesse início do tratamento houve uma sessão em que todo o estado vocal de Yessica parecia ter piorado muito. Imediatamente o associei à grande dificuldade que ela sentia em realizar o tratamento, embora não fosse ainda capaz de expressar isso com clareza. Felizmente, no entanto, conseguiu dizer logo em seguida que estava cansada, mas que esse estado estava vinculado ao fato de estar ali, na terapia, lugar em que geralmente aquele cansaço se manifestava. A partir daí foi expressando suas dúvidas em fazer o tratamento fonoaudiológico cada vez mais claramente, pois antes procurava colocar a dificuldade em seu problema de alergia, componente orgânico para o qual o tratamento é mais objetivo e não envolve a necessidade de uma intimidade maior com o terapeuta. Ela dizia então: "Depois que eu vim aqui eu passo agora a semana inteira... eu fiquei pensando, ontem por exemplo quando eu fui dormir eu percebi que estava muito aflita, eu fiquei pensando, que tem esse componente alérgico...".

Agora começava a dizer também que ficava muito aflita durante os exercícios, relatando que não conseguia dormir, que ficava virando de um lado para outro, "[...]sentindo o meu corpo tão pesado, [...] sabe quando parece que você pesa uma tonelada... tudo assim pesado, e eu parecia que eu tava afundando nessa cama e a minha respiração... era como se o meu corpo estivesse bem pesado e a minha respiração fosse um fio". Disse também que naquele momento tentara fazer o relaxamento, mas não conseguira. Nesse momento, aproveitei o que já percebia de seu caráter e mostrei uma atitude sua, com relação ao exercício feito, aproveitando também para indicar como o trabalho corporal deveria ser realizado dizendo-lhe: "[...] sinta seu corpo e sua respiração. Essa coisa de querer ter tudo sob o seu controle, e não está na verdade!", e continuei: "[...] eu faço o paralelo disso com a respiração mesmo. A gente... não adianta querer controlar. Vai aprendendo à medida que você vai abandonando!". Disse-lhe também que ela precisava "aprender a sentir, e não a controlar com a cabeça". Essa minha fala parece ter-lhe tocado algum ponto essencial, pois sua reação foi a de que ela havia feito uma grande descoberta: suspirou, arregalou os olhos, sorriu e fez uma expressão de espanto. Pareceu-me ter-se dado conta, por meio da concretude do trabalho corporal, de um aspecto muito importante de seu modo crônico de funcionar.

As reações de Yessica aos exercícios indicavam que ela lutava contra a dissolução de sua couraça caracterológica, buscando reprimir os sentimentos que por acaso viessem à tona. Isso ficou claro durante um exercício de relaxamento que ela tentava forçar a todo o custo. Diante de minhas colocações de que ela não devia forçar nada em relação ao seu corpo, ela ainda perguntou: "Não é bom já fazer algo...?". Essa pergunta evidenciava o fato de ser muito difícil para ela ficar apenas observando e sentindo seu corpo. Insisti em minha recomendação de que não era bom querer fazer algo, mas de que era importante observar e agüentar até onde fosse possível o que lhe ocorria, viver isso ao máximo de que fosse capaz e ao mesmo tempo tentar ver, pesquisar a que suas reações poderiam estar relacionadas.

Yessica, no entanto, mostrava, com sua pergunta, querer forçar ações e agir, reproduzindo o que fazia ao tentar relaxar a força, o que só piorava sua situação em lugar de ajudá-la. Dava a impressão de querer resolver rapidamente seu problema, talvez a manifestação do desejo da cura mágica, instantânea. Pareceu-me que suas reações confirmavam sua dificuldade em aceitar o tratamento, buscando talvez uma desculpa para abandoná-lo. Isso também parecia uma manifestação de seu caráter que não só procurava se proteger e manter-se em seu equilíbrio neurótico, como também querer ter sob seu controle tudo o que acontecia ou poderia acontecer.

Em outra sessão contou que estava muito angustiada com uma decisão a ser tomada a respeito da chance de fazer uma viagem, cuja possibilidade gerava conflitos, pois teria de se ausentar do trabalho e abandonar suas obrigações por alguns dias, o que para ela não era nada fácil, mesmo que fosse por pouco tempo. Sentiu o corpo pesado ao pensar nesse conflito durante o relaxamento. Mostrei que poderia haver uma conexão entre a sensação de peso do corpo e o peso da decisão que deveria tomar com relação a essa viagem, perguntando-lhe se o peso do corpo representava o peso psicológico de sua decisão. Ela respondeu que sim e acrescentou, mostrando talvez um pouco de dúvida quanto à necessidade de fazer o tratamento fonoaudiológico: "Mas o que eu fiquei pensando da minha voz é que, será que a minha voz está com algum problema ou sou eu que elegi a coisa da minha voz, como assim, o foco...", acrescentando ainda: "[...] quando na verdade, são questões globais...". Concordei com ela e reconheci que poderiam ser questões mais amplas que estivessem envolvidas em seu problema vocal. Essa minha posição levou Yessica a perguntar se seu problema poderia ser psicológico, o que confirmei. Respondi ainda que, embora as questões mais amplas fossem um fato, elas não excluíam a realidade de haver um problema de voz que devia ser tratado. Lembrei-a de que eu mesma já havia indicado, em nossa primeira entrevista, após ela ter dito que seu pai a forçava a cantar, que esse fato poderia estar relacionado ao seu problema de voz, incluindo novamente em minha resposta a importância da existência de uma queixa vocal que devia ser tratada. Com essa questão deixava clara minha posição como fonoaudióloga que estava lá para tratar de seu problema de voz, embora minha abordagem lhe desse a noção de que esse problema ia além de seu distúrbio de voz e estava relacionado à sua história de vida.

Ao mesmo tempo que sua dificuldade tornava-se mais clara, apresentava diante do tratamento fonoaudiológico um comportamento de colaboração e conquistas, algumas das quais pareciam muito rápidas e um pouco estranhas, uma vez que foram conseguidas muito facilmente para um início de tratamento.

Exemplo disso era sua constante reafirmação de que era bom fazer os exercícios, de que gostava deles e de que por meio deles estava conseguindo uma série de conquistas. Esse comportamento ficou bem exemplificado quando, depois de um exercício de respiração, disse: "[...] acho que uma hora eu vou conseguir respirar pelo pé também porque eu consegui uma coisa dessas que é tão estranha..." (referindo-se a um recurso que eu havia utilizado para fazê-la sentir os pés e se distrair da respiração diafragmática, que não conseguia realizar no começo do tratamento, e ao fato de ter reparado na respiração fina e sutil durante outro relaxamento).

Também após alguns exercícios de vocalização disse: "Senti as cordas vocais", e, reparando nas vibrações durante esses exercícios: "Parece que vibra diferente quando muda de tom...", afirmando ter gostado de fazer o exercício em resposta à minha pergunta sobre o que havia sentido. Essa atitude positiva em relação ao tratamento ficou ainda mais aparente quando, em outra sessão, em que pedi que comentasse a respeito do trabalho que havíamos feito e em que havíamos repetido o exercício de contração e relaxamento, Yessica subitamente se deu conta do esforço que fazia para manter a tensão e disse: "Só que daí eu falei acho que é melhor..., não precisa forçar tanto..., é só pra sentir a tensão na hora...". Embora essas percepções tivessem ocorrido muito cedo no tratamento, mostravam por outro lado boa capacidade de *insight* e elaboração do trabalho realizado. Indicavam também a possibilidade que Yessica tinha de transportar a aprendizagem conseguida por meio dos exercícios com o corpo para a percepção do esforço que fazia também para falar, trabalhando a favor da conservação de sua saúde vocal.

Paralelamente a esses fatos, Yessica foi mostrando devagar seu modo de se comportar e suas atitudes diante de algumas situações da vida que poderiam estar ligadas, de algum modo, a seu problema vocal e a seu caráter. Essas ligações não eram claras no início do tratamento, mas no decorrer dele, e com os exercícios realizados, foram se revelando e definindo. Quando trabalhávamos mais intensamente o diafragma, região que pode concentrar as reações de tristeza e medo, relatou a dificuldade provocada pelo medo de errar ao ter de tomar decisões em situações que envolvessem questões afetivas. Disse nessa ocasião: "[...] agora sempre que eu tenho que tomar uma decisão, principalmente quando está ligada a uma coisa afetiva, eu tenho medo de estar me atropelando". Essa fala também indicava que não estava respeitando o ritmo e as necessidades de seu corpo, e que a percepção disso ocorria talvez como conseqüência do trabalho que vínhamos fazendo em que eu lhe apontava que devia respeitar seu corpo, deixá-lo seguir seu próprio ritmo e não querer impor-lhe nenhum tipo de controle, assim como não devia segurar os sentimentos que surgissem durante a realização dos exercícios. Ela afirmou que a percepção que tinha de estar se atropelando a deixava muito ansiosa, e acrescentou: "Porque o que eu mais quero é ficar calma! [...] e agora essa minha ansiedade que parece que às vezes, ...ela me faz mal também!". Parecia-me que ela chegava desse modo a algumas de suas dificuldades mais básicas, que eram não só a vontade de controlar as emoções que surgiam, mas até mesmo o ritmo biológico de seu corpo. Com isso, dava-se conta das condições que pioravam seu estado vocal, pois forçar qualquer condição era um reflexo do que fazia com sua voz, tensionando todo o seu trato vocal.

Na sexta sessão disse que não estava com vontade de falar, referindo-se ao ardor e ao cansaço que sentia. Contudo, no desenrolar da sessão foi ficando claro que esse cansaço vocal envolvia muito mais do que um simples cansaço. Havia um emaranhado de sentimentos nele impregnados, além de uma percepção mais aguçada da couraça de caráter envolvida em seu problema vocal. Suas palavras evidenciam bem isso: "Mas acho que o cansaço (cansaço vocal) também tá ligado com... eu não tô com muita vontade de falar, porque eu tô meio triste... eu não... se eu pudesse eu desligava, não falava nada, não fazia nada...". Falou também de sua necessidade de ficar explicando tudo e de sua dificuldade em sentir, que vinha sendo focalizada por mim cada vez que ocorria durante os exercícios. Afirmou: "Você pensa, pensa, e se esquece de sentir...", e continuou: "Será que eu sou assim quando eu vou fazer os meus exercícios lá com a Lilia, eu fico explicando muito, né? Eu falei, em vez de sentir, eu fico toda hora explicando, explicando...".

Os comportamentos e as reações de Yessica foram deixando cada vez mais claras as atitudes que manifestavam a presença de uma estrutura do tipo compulsivo em seu problema vocal. Eles evidenciavam quanto ela era controladora e perfeccionista, bem como sua dificuldade em dividir o tempo entre o prazer, a diversão e a responsabilidade com seu trabalho e suas tarefas, dedicando-se quase que exclusivamente a estas últimas, abusando de seu corpo e de sua voz, que também atuava como uma defesa, não deixando vir à tona sobretudo sua tristeza. Essa hipótese faz supor que, estando em sintonia com seus sentimentos e conseguindo expressá-los sem tanto controle, sua condição vocal poderia melhorar sensivelmente. Isso pareceu ficar confirmado na sexta sessão, pois, após reconhecer e expor sua tristeza, Yessica conseguiu fazer os exercícios de vocalização de uma forma como nunca conseguira antes. Algumas de suas expressões, logo após as vocalizações, exemplificam isso: "Senti bom", "Forte, né?", "Boa, né?", e "Impressionante! Faz-me bem ficar triste!" (ri).

Eu sabia que o que fazíamos e falávamos nessas primeiras sessões estava servindo para estabelecer as bases para o tratamento fonoaudiológico, ao mesmo tempo que Yessica trabalhava a dificuldade em assumi-lo. Os *insights* e as conquistas das primeiras sessões não eram nada mais que um primeiro toque em seus problemas vocais, e conseqüentemente em sua couraça do caráter, que estavam ainda longe de ser resolvidos.

Relato das sessões de 7 a 13

Nas sessões que se seguiram, ao mesmo tempo que Yessica perdia o medo do trabalho corporal, aprofundava-se nele, deixando que atingisse seu caráter e conseqüentemente sua voz, processo que teve início na sexta sessão. No entanto, os momentos de forte resistência eram acompanhados, como eu esperava, de defesas muito claras que se alternavam com momentos de resistência suave e outros de profunda elaboração de suas dificuldades e colaboração com o trabalho e com os exercícios realizados.

As primeiras resistências eram muito sutis e características do começo de um tratamento fonoaudiológico que utiliza a abordagem corporal, devido à intimidade que esta incita por atingir diretamente a couraça muscular. Tocando-se seu modo crônico de se comportar, toca-se também o caráter do paciente, que naturalmente se defende resistindo ao trabalho, pois este se encaminha para um aprofundamento, que nem sempre faz parte de sua expectativa quando busca o tratamento fonoaudiológico. O estranhamento provocado por essa abordagem deve, portanto, ser trabalhado com muita delicadeza, pois dele dependem a continuidade e a aceitação das atividades a serem realizadas e até do próprio tratamento.

Na sétima sessão Yessica pareceu chegar ao tratamento fonoaudiológico com uma resistência sutil como as citadas. Seria natural isso ocorrer, uma vez que aquele tratamento era bastante recente e ela ainda não estava habituada a ele. Ao pedir que deitasse no sofá de relaxamento, ela o fez sem tirar o sapato, sabendo já que esse trabalho é feito sem o sapato. Ao notar que ela, já deitada, mantinha ainda o sapato no pé, eu disse que ia retirá-lo, fazendo-o logo em seguida. Ela me perguntou então se deveria tirar a meia, respondi-lhe que eu a retiraria ao mesmo tempo que começava a fazê-lo. Enquanto isso, Yessica disse: "Depois lava a mão, hein?", justificando sua preocupação pelo fato de estar com um sapato muito fechado que poderia fazer seu pé cheirar mais forte.

Eu sabia que estava diante de nova resistência e talvez do medo da profunda exposição que o trabalho corporal provoca. Eu poderia pensar que o medo do cheiro indicava o medo das coisas ruins e negativas que tinha dentro de si, não querendo mostrá-las a mim, assim como poderia dar a esta sua reação inúmeras outras interpretações. Sabia também que explicitar qualquer uma delas implicaria outro tipo de encaminhamento para o trabalho, portanto calei esse pensamento e dei a ela uma resposta que, a meu ver, seria a mais própria ao trabalho fonoaudiológico.

Disse-lhe que o cheiro não era um impedimento, que nós, fonoaudiólogas, usávamos álcool e toalhinha para limpar os pés e as mãos e que, com esses cuidados, ela não precisava se preocupar com o mau cheiro.

Os significados dessa resposta podem ser os mais diversos do ponto de vista psicológico, mas para mim significavam que trabalharia com a couraça de Yessica de um modo cuidadoso, indicando que os maus cheiros podem ser tratados, limpos e cuidados. Mostrava mais uma vez que trabalhava com os fatos como se apresentavam e não com os fatos como poderiam ser interpretados psicologicamente. Esclareci-a de que o cheiro não deveria ser um impeditivo para a continuidade do tratamento e para o que deveríamos fazer juntas. Por outro lado, abordava nesse instante uma primeira resistência, não negando a existência do mau cheiro, mas indicando uma possível aproximação a ele. Numa etapa posterior do atendimento eu poderia conversar melhor a respeito deste, abordando mais intimamente essa questão com ela. Quem sabe poderia indicar-lhe que trabalharia com o mau cheiro e que, se ela convivia com ele, talvez eu também pudesse fazer o mesmo. No entanto, estávamos no início do tratamento e era muito cedo para abordar esse tipo de resistência. Era preciso ainda ter a certeza de que ela continuaria a fazê-lo.

A CLÍNICA FONOAUDIOLÓGICA E A PSICOLOGIA CLÍNICA

Minha fala e o cuidado tomado tranqüilizaram-na, tornando possíveis a continuação de nossa atividade e a realização dos exercícios, ao menos naquele primeiro momento.

À medida que o trabalho prosseguia, as resistências que apareciam foram se modificando, pois não ocorriam mais no nível dos exercícios, uma vez que estes eram realizados, mas dificultavam sua continuidade. A descontinuidade ocorria quando os exercícios eram cortados ao meio por um mecanismo intelectual que bloqueava e impedia o surgimento das emoções provocadas por eles, deixando cada vez mais evidente o fato de que começavam a tocar fortemente a couraça muscular e as emoções nela presas. Sendo a voz uma expressão completa da personalidade, a couraça que bloqueia as emoções precisa ser dissolvida para que a voz possa aparecer com toda a sua força e potência.

A presença e a função do mecanismo intelectual durante o trabalho corporal, tal como ocorreu com Yessica, são bem descritas por Reich (1933/1995) quando diz que

[...] a atividade intelectual pode ser estruturada e dirigida de maneira a parecer um hábil aparelho, cujo fim é precisamente evitar a cognição, isto é, assemelha-se a uma atividade que nos afasta da realidade...[...] Pode funcionar corretamente, em uníssono com o afeto mais vivo, mas pode também assumir uma posição crítica em relação ao afeto.[28]

A função defensiva desse mecanismo, do modo como ocorria com Yessica, aparecia de forma muito semelhante num paciente de Reich (1933/1995) que

[...] conseguiu destruir a maior parte das situações afetivas, adivinhando-as antecipadamente. Era como se, de um esconderijo secre-

---

28. REICH, W. (1933), *op. cit.*, p. 285.

to, ele constantemente iluminasse e examinasse tudo com seu intelecto para evitar surpresas. Tornou-se cada vez mais claro que o intelecto desempenhava uma função defensiva e era estimulado por antecipações fortemente carregadas de ansiedade.[29]

A resistência à modificação da voz que surgia durante os exercícios corporais manifestou-se de diversas formas durante essas sessões. Seguindo o caminho de Reich, era preciso abordá-las em nosso trabalho e fazê-las no âmbito do trabalho fonoaudiológico. No entanto, Yessica reagia com medo e resistência ao trabalho corporal quando este liberava emoções presas em sua musculatura.

Isso ocorreu durante a sétima sessão quando, ao realizarmos um trabalho com os anéis oral e cervical, pedi a Yessica que, movimentando a língua, tentasse abrir o espaço interno da boca, faringe e laringe, movimento que, como veremos mais adiante, era essencial para a modificação de sua voz e importante para a percepção dessa região do corpo. Yessica fez esse movimento com muita intensidade, ao mesmo tempo que fazia uma careta que me pareceu expressar forte dor.

Essa visão desencadeou em mim uma grande emoção e, coincidentemente, naquele exato momento, Yessica parou de repente o exercício e, sem motivo aparente, abriu os olhos espreguiçando e bocejando, muito tranqüila e aparentemente aliviada, como se tivesse afinal terminado uma tarefa de difícil execução à qual dedicara um bom tempo. No entanto, acreditei em minha emoção pois, como já vimos, Reich aponta a importância de trabalhar num nível de compreensão biológica, que produz uma reação em nosso organismo, independente da linguagem falada, pois trabalhando o corpo usamos a linguagem expressiva do núcleo biológico. Yessica terminou da forma descrita o exercício e

---

29. REICH, W. (1933), *op. cit.*, p. 286.

desviou completamente dele sua atenção. Surpresa com essa súbita reação e "saída" do exercício, perguntei-lhe se o havia feito tempo suficiente e ela, sem responder à minha pergunta e sem que eu perguntasse o que ocorrera, passou a falar de suas reações corporais durante o exercício. Nessa exposição não mencionou a súbita parada nem se referiu a qualquer emoção que pudesse ter sentido, citando apenas que havia perdido a sensação dos lábios e observado que, ao abrir a boca, fechava os olhos. Quando lhe perguntei se sentira alguma emoção, ela negou, dizendo inclusive que não sentira nada durante toda a atividade. Sua resposta pareceu-me estranha não só por ter parado de repente o que fazia, mas também por ela ignorar minha pergunta e começar a falar automaticamente, sem que eu lhe perguntasse, sobre suas reações durante o exercício e considerando também minha resposta corporal durante tal exercício. Mais tarde, após fazermos outros exercícios, disse-lhe que havia ficado com a impressão de que ela havia "segurado" a emoção. Ela então respondeu: "Não é que eu segurei, sabe o que estava acontecendo? Eu não conseguia parar de pensar... só na hora do relaxamento eu consegui, depois eu tava pensando no monte de coisas que eu tenho que fazer... e aí é difícil, né?".

Sua resposta deixou evidente o mecanismo de defesa que impede o surgimento das emoções. As preocupações impedem-nas de se manifestar, de fluir, assim como impedem sua voz de fluir. Optei naquele momento por abordar as defesas, explicitando-as, na forma como Reich (1933/1995) propõe, e já especificada aqui, isto é, inicialmente esclarecendo Yessica de que ela estava apresentando resistências, e em seguida apontando quais mecanismos usava para isso. Tentei mostrá-los dizendo: "[...] entenda que essa coisa de: '[...] fico pensando em tudo o que eu tenho que fazer...' é fuga das emoções. É não deixar elas fluírem. Porque o trabalho corporal facilita o surgimento das emoções...".

Foi esse o caminho que segui no trabalho com Yessica. Primeiro esclareci sua resistência e seu mecanismo, tendo sempre como referência o trabalho corporal. Não fui mais adiante, mas dei-lhe o sentido de que esse mecanismo impedia a completa realização dos exercícios, e acredito que avançar mais do que isso seria não só prematuro, mas também não condizente com o trabalho fonoaudiológico ao menos naquele momento, quando a relação entre as emoções e a voz estava longe da percepção de Yessica.

Depois dessa minha fala, na qual mostro sua reação ao exercício apontando indiretamente um de seus traços de caráter, do tipo compulsivo, Yessica perguntou: "Mas, Lilia, como eu deixo fluir?!", ao que respondi, referindo-me a uma expressão já usada por ela, quando dissera que seu "aparelho sentidor" não estava funcionando bem: "O corpo é o seu sentidor! Não é uma coisa da cabeça, é o seu corpo. Porque quando a gente faz o relaxamento, a gente está abrindo o corpo para a sensibilidade. A gente está trabalhando a sensibilidade! Você fica mais perceptiva para o seu corpo. Isso é uma coisa que não é controlada pela sua cabeça".

Ficar mais perceptiva para o corpo e aumentar a sensibilidade é fundamental para o trabalho fonoaudiológico. Sem a percepção corporal e sem uma sensibilidade mais fina para estar em sintonia consigo mesma, uma pessoa não poderá nunca modificar sua voz, pois esse trabalho requer atenção e sintonia com o que ocorre consigo mesma e com o fluxo de energia no corpo. Somente a concentração no corpo possibilita a liberação das tensões e das energias estagnadas.

Yessica respondeu que podia entender minha afirmação, mas acrescentou: "Não tá fácil de fazer!". Eu lhe disse: "É porque você não faz! Isso acontece!", e ela comentou: "Ah! Lilia! Isso é tão difícil!". Depois dessa observação, Yessica lembrou um momento, durante o trabalho que acabávamos de realizar, em que falou consigo mesma, dizendo: "[...] o que eu tô segurando, ...o que eu estou apertando..." e acrescentou: "[...] eu comecei a pensar, e eu disse mas não é pra eu ficar pensando isso...", dizendo ainda que não estava preocupada com o que tinha de fazer, mas que: "É bem aquilo que você falou, é uma defesa. Se eu começo a pensar nisso... daí eu tiro a atenção daquilo".

Eu me dava conta de que não era fácil deixar claro para Yessica que para liberar a voz deveria estar em sintonia com seus sentimentos. A dificuldade vinha do fato de que para ela atingir esses objetivos seria necessário equilibrar todo seu caráter, pois, como diz Reich (1933/1995), a base caracterológica do sintoma é muito difícil de ser reconhecida pelo cliente. Além dessa dificuldade específica, o próprio motivo da procura do fonoaudiólogo indica uma busca de tratamento por meio do sintoma, e não de sua base caracterológica. Mesmo no caso de Yessica, que é aberta e atenta a algumas de suas questões caracterológicas, falar disso no tratamento fonoaudiológico poderia não ser muito bem compreendido.

O comportamento defensivo de Yessica enquanto realizava os exercícios apareceu várias vezes nesse período da terapia. Na décima primeira sessão, por exemplo, quando fazíamos um relaxamento que envolve massagem no rosto, percebi que Yessica, embora parada e quieta, não permitia que a massagem penetrasse seu corpo, pois permanecia tensa e não reagia nem prazerosa nem negativamente a ele. Interrompi minha ação, dizendo que o trabalho não estava penetrando, pois reparava que ela continuava tensa durante a massagem, e perguntei o que acontecia. Yessica respondeu ironicamente: "É a calma...", referindo-se à sua falta de calma, pois havia dito logo antes: "[...] hoje, eu no início não conseguia parar de pensar. Um monte de coisa que eu tenho que resolver, que eu tenho que fazer, não sei o que lá. Mas depois eu falei, mas eu preciso parar! Aí eu fui tentando, e aí eu consegui relaxar um pouco. Mas depois voltou de novo."

Esse mesmo padrão repetiu-se na sessão seguinte quando, novamente, no início de um trabalho de massagem no rosto cujos objetivos eram a sensibilização de toda a articulação dessa região e a liberação do anel ocular e oral, senti que meus toques não penetravam o corpo de Yessica. Mais tarde ela mesma relatou que no princípio do trabalho de toque no rosto ficara de novo tensa e pensando no que deveria fazer.

A reação de Yessica a meu toque poderia ser a manifestação de uma transferência negativa expressa como uma dificuldade de entregar-se a mim e, conseqüentemente, à terapia fonoaudiológica, mas ainda não reconhecida por Yessica. Interpretar esse fato poderia mudar o rumo da terapia e havia aí uma decisão a ser tomada: abordar ou não a transferência negativa da cliente? Na busca de um trabalho fonoaudiológico mais ampliado, decisões desse tipo estavam presentes ao longo de todo o processo de tratamento de Yessica. Como lidar com as resistências e/ou com a transferência durante o trabalho que se realizava?

De acordo com Reich (1933/1995), o trabalho inicial a ser feito com os clientes é um trabalho de análise das resistências, referindo-se àquelas que impedem a emergência dos conteúdos inconscientes com forte carga emocional, ou seja, os que contêm o material recalcado. Ele propõe que o trabalho com essas resistências seja feito com base na interpretação das resistências transferenciais negativas contemporâneas ou atuais, que ficam em geral escondidas "[...] por trás de atitudes positivas manifestas..."[30], para só depois, quando tiverem sido muito bem trabalhadas e aceitas pelo cliente, interpretar o significado inconsciente de suas atitudes. Afirma também que "[...] o fracasso em reconhecer a transferência negativa é apenas um dos muitos casos que confundem o curso da análise"[31].

---

30. REICH, W. (1933), *op. cit.,* p. 34.
31. *Ibidem*, p. 37.

Interessa-me saber como isso se dá em fonoaudiologia, uma vez que o fonoaudiólogo não está ali para obter o que Reich chama de "[...] colapso final da couraça..."[32]., mas para trabalhar a expressão sintomática e exterior de um traço de caráter – a voz, neste caso, metálica e pouco potente. Se for trabalhado o conteúdo emocional em si, que se manifesta na relação com o terapeuta, reproduz-se o caminho da psicoterapia, que não é o mesmo da terapia fonoaudiológica. É evidente que os conteúdos emocionais profundos que se manifestam nas relações, fazem-no também na linguagem e na voz. No entanto, o fonoaudiólogo, em seu trabalho, não busca interpretar os conteúdos inconscientes que originaram a couraça e muito menos quer trabalhar as resistências transferenciais em seu modo atual na relação consigo.

Apesar dessas resistências, à medida que Yessica foi aprendendo a fazer o trabalho corporal, o exagero em sua colaboração, que se manifestara nas seis primeiras sessões, foi diminuindo e ela parecia relaxar mais durante sua realização. Com isso, foi possível organizar melhor o trabalho a ser feito uma vez que a turbulência inicial já havia terminado.

Iniciei um trabalho mais diretamente voltado para os anéis diafragmático, ocular, oral e cervical, buscando a redução das tensões nessas regiões. Decidi trabalhar ao mesmo tempo os anéis referidos, alternando-os de acordo com as queixas, o gosto e as necessidades expressos por Yessica. Conseqüentemente, da sétima sessão até a décima terceira, além de continuar o trabalho no anel diafragmático trabalhei também os outros anéis.

Suas dificuldades com a respiração continuavam, uma vez que se queixava dela com freqüência, durante os exercícios que fazia. Dizia que o ar terminava, que faltava ar, que doía para respirar, que não conseguia coordenar a respiração com os movi-

---

32. REICH, W. (1933), *op. cit.,* p. 287.

mentos feitos em alguns exercícios. Tudo isso me levou a intensificar os exercícios com a respiração. Estes, por outro lado, provocavam certo desconforto e cansaço em Yessica, que, por ser persistente e aplicada, preocupava-se com o fato de não fazê-los tanto quanto imaginava que deveria fazer em casa.

Enquanto fazíamos os exercícios, Yessica percebia cada vez mais claramente o quanto sua respiração era curta. Foi assim que, num trabalho de consciência respiratória, disse: "Fiquei preocupada porque eu sinto que ela mal começa e já terminou e aí só teve algumas horas que eu consegui... [...] ...que eu vi que o movimento estava sincronizado...". Ao fazer vocalizações e colocar a voz na máscara, apoiava-se muito na respiração, focalizando toda a sua atenção nela, o que provocava mais tensão. Suas queixas confirmavam essa atitude: "[...] às vezes consigo impostar a voz, mas o ar falta... o ar continua faltando, porque eu gasto mais para impostar a voz, e aí na hora que eu... é difícil".

Em outro momento, interrompeu bruscamente uma vocalização, dizendo: "[...] mmmaaaaa... ah! Acabou a respiração!". Sua reação nesses momentos era quase de pânico, e eu procurava desviar sua atenção da respiração para a vocalização ou para as vibrações no corpo provocadas por elas, ao mesmo tempo que procurava fazer com que Yessica não se deixasse levar pelo medo, acreditando que isso a faria abandonar o tratamento. Eu a orientava a continuar, enfrentando as dificuldades que apareciam sem desistir nenhum minuto do trabalho que realizava. Disse a ela: "Você vai fazendo assim (a vocalização) e a respiração a gente vai trabalhando devagar. Faz" (indicando que deveria continuar fazendo o exercício). Yessica queixava-se também de que, ao tentar forçar uma respiração mais profunda, sentia dor: "É como se doesse".

Reich (1942/1976) afirma que: "[...] é prendendo a respiração que as crianças costumam lutar contra os estados de angústia, contínuos e torturantes, que sentem no alto abdome. Fazem a mesma coisa quando sentem sensações agradáveis no abdome ou nos genitais e têm medo dessas sensações"[33].

Acredito que Yessica sentia, portanto, muita dor ao se dar conta de que sua respiração era curta e ao perceber a estase energética no corpo, que aparecia com tanta clareza nos exercícios respiratórios. Dói provocar uma respiração mais profunda e movimentar os músculos enrijecidos por tantos anos de mau uso.

Apesar dessas dores e dificuldades, Yessica progredia lenta e sutilmente, conseguindo observar que, em alguns momentos, sua respiração podia ser mais solta e livre, como pareceu acontecer quando, ao abordar um dos relaxamentos que fazíamos, disse: "[...] eu fiquei prestando atenção, porque, quando eu relaxei sem dormir, aí eu consegui fazer uma respiração sem forçar...". Iniciou-se, então, um período rico de nosso trabalho sobre a respiração, na medida em que, aumentando mais e mais sua consciência respiratória, foi relacionando as dificuldades que sentia com esta e seu comportamento cotidiano, expressando cada vez com mais clareza a relação entre a respiração e sua couraça de caráter, e ainda mostrando que se ocupava com os cuidados com sua voz. Uma dessas conexões que fazia apareceu, por exemplo, quando disse:

> Hoje eu estou tão ansiosa, minha respiração, eu tava observando de manhã; porque eu tenho muita coisa pra fazer, eu liguei na tomada. Quando eu cheguei do trabalho, eu deitei lá e fiquei tentando respirar, assim, relaxar um pouco, eu vim a pé, por isso que eu vim a pé, bem devagar, tentei relaxar um pouco.

Em outra ocasião disse: "Essa coisa de ar curto eu já estou aprofundando. Não é que ela é curta, só porque ela é curta. É

---

33. REICH, W. (1942), *op. cit.,* p. 260.

que eu sou tão apressada que eu quero falar tudo num...", referindo-se a falar tudo num só fôlego.

O problema de voz de Yessica não estava separado de seu problema com a linguagem oral, que, por sua vez, estava ligado a alguns aspectos de seu caráter. Procurava controlar todas as situações usando sua fala também para isso, que, dessa forma, passava a ser uma defesa clara contra as camadas psíquicas mais profundas. No entanto, eu não pretendia penetrar nessas causas e àquelas a ela relacionadas, já que Yessica fazia comigo um tratamento fonoaudiológico e, concomitantemente, um tratamento psicológico. O tratamento fonoaudiológico não tem por objetivo tratar as causas psicológicas da ansiedade, mas tratar da respiração no que tange à voz, liberando uma e outra, para que ambas possam fluir melhor, livres de tensões e bloqueios, com a consciência de que esse desbloqueio se dá de fora para dentro. Isto é, com o desbloqueio das tensões corporais também desbloqueamos as tensões psíquicas e desfazemos a couraça de caráter. Esse trabalho fonoaudiológico focaliza principalmente a consciência e a cognição. Yessica sabia disso, pois, em momentos anteriores, quando sentiu dor ou medo, eu havia afirmado que deveria ignorar esses sentimentos e seguir adiante, indicando com isso que, no trabalho que fazíamos, ela deveria se afastar de seus medos e de suas reações inconscientes e trabalhar, num nível consciente, o que lhe fosse possível naquele momento. Desse modo, eu definia a direção de nosso trabalho, mostrando que trabalharíamos com a respiração e a voz, que suas reações inconscientes, embora presentes, deveriam pelo menos até aquele momento ser ignoradas. Eu também deixava claro que essas reações estariam sendo inconscientemente abordadas pelo trabalho objetivo que ambas faríamos.

Yessica foi incorporando o sentido dessas orientações por meio de minhas palavras. Voltava-se cada vez mais para seus comportamentos, tentando compreendê-los e modificá-los na medida do possível. Sua resposta, quando lhe perguntei se havia reparado em sua respiração nos momentos em que esta estava curta, é uma demonstração desse comportamento: "Se eu quisesse falar mais devagar, usasse o ar de outra forma, talvez ela não ficasse tão assim. Então, é uma coisa que dá... não é uma coisa profunda, mas também esse uso que eu faço do ar que eu... que eu respirei...".

Ao mesmo tempo que aproveitava melhor o trabalho corporal, começou a ser possível a liberação das emoções presas em sua couraça.

Como vimos, na sexta sessão Yessica chegou cansada, com ardor na garganta e sem vontade de falar, dizendo estar triste. Esse sentimento de tristeza apareceu novamente nas sessões seguintes em manifestações muito fortes e atuais; eram acompanhadas de cansaço vocal, ardor ou frio na garganta e tremor na voz. Esse padrão vocal surgia toda vez que Yessica expressava o sentimento de tristeza, mas ela, naturalmente, não se dava conta disso. Chegava com essas queixas que, ao longo da sessão, com a dissolução da couraça provocada pelos exercícios, iam se manifestando como tristeza. Na sétima sessão, após negar que havia sentido qualquer emoção durante o trabalho que fazíamos e respondendo a meu comentário de que pensar no que fazer era uma forma de defesa contra alguns sentimentos que ela identificava agora como tristeza, disse: "Sabe o que eu pensei agora, você falou nisso aí, né, eu lembrei da outra semana quando eu vim, falei do tempo livre, eu fico triste né... E eu acho que é isso que acontece, quando eu vou mexer com meu corpo ou com as coisas de sentir, eu fico triste, e eu acho que eu fico lutando contra isso".

Na décima primeira sessão, Yessica fazia os exercícios com muita aplicação, como sempre. Comentava todos os seus movimentos, as dificuldades que sentia na movimentação da língua, na abertura da boca, na quantidade de ar que tinha disponível para fazer os exercícios. Em determinado momento queixou-se do tremor na voz. De fato, durante a vocalização, sua voz tremera. Percebi que alguma coisa não estava bem, mas deixei-a continuar, pois não estava certa de minhas impressões, até que ela não conseguiu mais fazer o exercício. Disse a ela: "Yessica, não está bom, alguma coisa está acontecendo!", ao que ela respondeu: "É que eu não tô concentrada!". Eu insisti: "Primeiro no relaxamento já não foi". Pedi que pesquisasse seus sentimentos.

Ela começou então a falar de suas preocupações com o trabalho, dizendo também que quando está muito contente já começa a ficar preocupada com alguma coisa. Completou: "É como se eu não pudesse ficar muito contente porque depois...". Yessica continuou a falar em frases curtas, entrecortadas, sem completar suas idéias, mas que eu tentava compreender, até que disse: "E eu tive momentos que foram bons. Teve uma hora que parecia que tinha uma teia passando por cima e eu disse: 'Será que a Lilia está usando alguma coisa?'. E não era, era só a sua mão assim por cima". Continuou a falar, lembrando da semana anterior, quando se entregara completamente ao trabalho, referindo-se ao fato de ter aproveitado muito os exercícios feitos naquela sessão. Falou ainda por meio de algumas frases entrecortadas e cheias de emoção, que eu interrompia apenas para indicar que a escutava e para pedir que continuasse a falar. Nessas frases dizia: "Lembra a semana passada?", "Como eu... (suspira), ...me entreguei assim! Eu vi que eu tava voltando... Será que a Lilia não...", e finalmente: "É tristeza" (chora). Deixou sair então seus sentimentos de solidão, de força para segurar o dia-a-dia no trabalho, do abandono que às vezes sente, dizendo: "...porque eu tenho que fazer as coisas e não posso ficar chorando no trabalho... [...],... porque de manhã cedinho eu fico sozinha no trabalho, aí começam a chegar as pessoas, aí eu comecei a fechar... [...]... as torneiras, e deixar fechado, aí hoje, eu estava muito ansiosa, mas agora estou triste". Respondi: "Então você estava segurando a tristeza com a respiração!". E ela disse: "É! Eu sempre

A CLÍNICA FONOAUDIOLÓGICA E A PSICOLOGIA CLÍNICA   113

faço isso! A segunda-feira foi difícil, mas eu não tava sentindo isso, porque eu tava chorando...", e eu perguntei: "Quer dizer que segurar os sentimentos com a respiração é uma coisa muito antiga também, né?". Ela confirmou minha fala e eu disse: "E faz parte da história". Ela depois continuou: "Eu até lembrei sabe o quê, daquele exercício, lembra, de tensão, de segurar e soltar... você falando que eu segurava muito tempo...", ao que eu respondi: "Demais, me impressionou!". Ela continuou: "Então, se eu não fizesse esse trabalho que a gente faz aqui, eu vou-me embora...", e eu completei: "[...] na tensão,... no se segurar...", e ela completou: "No me segurar".

Yessica observou depois que não achava ruim que o sentimento de tristeza tivesse aparecido, e eu confirmei: "A tristeza vai continuar, mas você já está mais perto dela". Ela afirmou ainda: "Porque eu tava pensando, eu não acho ruim ficar triste, porque foi tão legal...". Comentei que a tristeza faz parte da vida e de nós, ao que ela responde: "[...] é minha, não é de ninguém. Faz tantos anos que eu reclamo que eu não sinto nada por ninguém que...". O que me fez dizer: "Que bom, você já está sentindo!".

Nesse diálogo fica clara a dinâmica do problema de voz de Yessica: a voz trêmula, o ardor, a falta de ar indicavam que ela estava abusando de si mesma, de seu corpo e de sua voz e que esses sintomas apontavam apenas que algo deveria ser mudado. Para que essa mudança ocorresse era necessária uma aproximação aos sentimentos de tristeza presos em sua voz e em sua respiração, que deveriam ser liberados. Com isso avançava para uma camada mais profunda de sua couraça que começava a ser dissolvida, liberando as emoções e a sua voz.

Esse processo, que se iniciara na sexta sessão, continuou até a décima terceira, quando houve a interrupção de nosso trabalho para as férias de Natal. Nessa última sessão antes do Natal, Yessica estava trabalhando intensamente o corpo e a voz. Fazia conexões entre seus problemas vocais e sua couraça, ligava as observações que fazia durante o trabalho corporal com sua história de vida. Muito inteligente, crescia a olhos vistos no tratamento, aproveitando ao máximo as sessões. Percebia suas tensões, estava atenta a seu corpo, tinha desenvolvido uma excelente consciência corporal. Exemplo disso foi a forma como se dava conta de suas tensões. Nessa última sessão disse: "E essa coisa de tensão que é toda essa região aqui, né, hoje eu acordei, eu tava assim, ó..." (faz gesto indicando que seus ombros e o pescoço estavam tensos e rígidos). Fez também um balanço do que havia conseguido até o momento e comentou: "Então, uma coisa que eu percebi que evoluiu muito é assim, a minha percepção da minha voz, de quando que falta, até do meu corpo também, aumentou bastante. Agora, o que eu sinto é que assim, por exemplo, foi ontem, não sei o que é que eu tinha, se eu estava cansada, ou se eu estava triste, minha voz tava como está um pouco hoje, assim, meio trêmula. Sabe aquela coisa que eu te falei que tem?" E continuando: "[...] parece que tem uma coisa aqui na garganta. Sabe, ham, ham...". Prosseguindo nessa avaliação do que estava conseguindo e do que queria ainda melhorar, disse ainda: "[...] acho que eu estou falando menos com a garganta, mas não é muito ainda, né, então se eu conseguir, e eu também queria que ela ficasse menos aguda...".

Vê-se que, apesar de ter trabalhado bastante a ligação da voz trêmula com a tristeza, essa relação ainda não estava clara e precisava, portanto, ser ainda trabalhada. No entanto, a queixa a respeito da voz aguda me deixou feliz pois, apesar de essa ter sido uma de suas primeiras queixas quando iniciou o tratamento, Yessica se referira a ela apenas outra vez na oitava sessão, quando comentara que sua voz parecia de criança, e agora, nesta última sessão. Voltava a falar sobre isso de um modo bastante objetivo, indicando que talvez já estivesse preparada para tratar dessa questão naquele momento. Achei que o fato de tocar nesse aspecto, da forma como foi feito, foi muito significativo, pois a questão da voz de menina e aguda é a que mais aparece em sua voz. No entanto, ela talvez não pudesse tratar disso antes porque era um aspecto que esbarrava mais profundamente em sua couraça do caráter.

É importante lembrar que, quando iniciamos o tratamento, acreditei que Yessica tinha um caráter histérico por suas características vocais, pelo modo como se relacionava comigo e pelo desenho que havia feito de si mesma, no qual se retratou como uma menina. Sua voz era a dessa menina, que lutava para se tornar independente e havia criado uma armadura em torno de si, a armadura do caráter compulsivo. Essa armadura era a do intelecto, o afinco e a dedicação ao trabalho, o controle que exercia sobre si mesma, não se deixando levar por seus sentimentos, deixando assim de sentir, queixa que Yessica trouxe tantas vezes às sessões. Sua menina escondida, fundida com a tristeza, aparecia apenas em sua voz, trêmula, fraca, aguda. Acabar com essa voz era assumir-se adulta e terminar o conflito entre suas necessidades infantis e o aspecto compulsivo de sua personalidade.

Relato das sessões de 14 a 22

Nas sessões seguintes, embora Yessica já observasse alguma melhora em sua respiração, continuei a trabalhá-la. A dissolução da couraça muscular e principalmente do anel diafragmático não é fácil, e precisava sempre ser retomada.

Durante esse trabalho, Yessica comentou que sua respiração havia melhorado muito: "[...] principalmente quando eu tô aqui, agora na vida eu não sei como controlar, mas... pelo menos eu consigo perceber, e eu tô pensando em parar na hora um pouquinho". Queria dizer com isso que agora, quando percebia sua respiração muito curta, conseguia parar um pouco o que estivesse fazendo e respirar profundamente, conseguindo assim que sua respiração ficasse mais profunda e tranqüila. Essa é uma conquista importante, pois como já vimos a respiração adequada é essencial para uma boa emissão da voz.

Embora a respiração não seja todo o tempo controlada voluntariamente, a aprendizagem de uma respiração mais ampla segue o mesmo processo que a aprendizagem dos movimentos voluntários, pois é apenas treinando uma respiração mais profunda e ampla que, com o tempo, o cliente será capaz de realizá-la automaticamente. Além disso, no trabalho fonoaudiológico, sabe-se que a aprendizagem de um movimento motor voluntário é inicialmente feita de modo consciente para só depois de muita exercitação ele se tornar automático (Segre e Naidich, 1992). Por outro lado, Reich (1933/1995) também trabalha intensamente a respiração e aponta que a respiração curta é um dos sinais de tensão no anel diafragmático.

Yessica relatou também que, mais do que sua voz, sua consciência corporal e respiratória melhorara muito desde o início do tratamento e, a meu pedido, relacionando esta melhora a uma nota de uma a dez, disse que esta havia passado de uma nota cinco para sete e meio, o que não havia ocorrido com sua voz, pois, apenas nas últimas semanas eu intensificara esse trabalho.

De fato, apenas a partir da décima quarta sessão, considerei que poderia iniciar um trabalho mais intenso com o anel cervical, já que antes ela havia manifestado muita dificuldade na realização dos exercícios que envolviam vocalização. Propus que fizesse escalas para aumentar sua extensão vocal e monitorar sua percepção auditiva dos sons graves e agudos, bem como sua propriocepção dos movimentos laríngeos necessários para a realização desses sons. Também lhe chamei a atenção para que distinguisse um som mais intenso de um mais fraco. Escolhi esse trabalho porque, como vimos, Yessica tinha dificuldade em diferenciar um som agudo de um grave, e um som intenso de um fraco. Nesses exercícios utilizamos um teclado Sony para que, além da audição, ela utilizasse a pista visual verificando, no teclado, se os sons subiam ou desciam, indo dos mais agudos para os mais graves ou vice-versa. Outro passo desse trabalho foi discri-

A CLÍNICA FONOAUDIOLÓGICA E A PSICOLOGIA CLÍNICA 117

minar os sons mais intensos dos mais fracos conforme a movimentação realizada no teclado para que isso ocorresse. Essas técnicas são uma variação daquelas de monitoramento visual e auditivo proposta por Behlau e Pontes (1995).

Junto com esse treino trabalhamos sua ressonância. Isto foi feito explorando as vogais nasais (/ã/;/õ/;/u/) e, em seguida, as emissões alternadas das vogais nasais e orais (/õ/-/i/; /e/-/u/), fazendo a distinção de uma e outra buscando desse modo aumentar a ressonância oral como propõem Ferreira e col. (1984).

Continuava assim a trabalhar o anel cervical e, por meio da ressonância, o anel oral.

O trabalho intensificado nesses anéis permitiu a Yessica aprender a localizar e nominar a laringe, a reconhecer alguns movimentos envolvidos na fisiologia vocal e a reconhecer o funcionamento das caixas de ressonância. Isso resultou num maior controle da voz e na identificação auditiva das diferentes freqüências. Melhorou também sua propriocepção quanto aos movimentos e às sensações laríngeas que se relacionavam às mudanças na freqüência dos sons realizados.

Com esses exercícios ela conseguiu, por exemplo, sentir e perceber o movimento da laringe para cima e para baixo, de acordo com a realização dos sons agudos e graves; percebeu também sua facilidade para os sons agudos e sua dificuldade para os graves.

Nesse período da terapia, Yessica aumentou sua consciência vocal e começou a tomar mais cuidado com a voz, seguindo a recomendação de Pinho (1992) que afirma: "[...] O emprego freqüente de práticas vocais inadequadas, tais como: falar, competindo com o ruído ambiental; gritar, tossir ou pigarrear constantemente; falar, rir ou chorar excessivamente; falar muito ao telefone – são considerados abusos vocais e devem ser evitados"[34].

---

34. PINHO, M., *op. cit.*, p. 52.

Yessica evitava falar diante de muito ruído, deixando de competir com este. Comentou que muitas vezes falava sem cuidado e, na classe, gritava com os alunos, competindo por meio da voz com eles, precisando, portanto, falar muito alto. Não era estranho isso acontecer por ter Yessica uma estrutura com fortes características do caráter compulsivo. Naquela semana percebeu esse seu comportamento e dirigiu-se aos alunos de outro modo: "[...] eu fui falando com calma. Sem gritar, porque às vezes eu grito...", e continuou: "[...] quando eu começava a falar muito alto porque eles estavam conversando eu falava mais alto, eu não posso competir com vocês,...(sic)... então façam silêncio... assim, sabe, calma!".

No entanto, Yessica preocupava-se muito com a realização dos exercícios que e eu lhe propunha, chegando a pedir desculpas por não estar conseguindo fazê-los em casa. Mostrava, com isso, ter consciência da necessidade de sua voz ser tratada diariamente e de que o momento terapêutico não era o único em que esta deveria ser monitorada. Era evidente que sua consciência vocal aumentava e sua voz melhorava.

Suas conquistas, em alguns casos, eram bem visíveis, como o fato de ter conseguido completar uma oitava na escala, realização que para ela era impossível no início de nosso trabalho.

Todos esses fatos foram muito importantes, e vários deles ocorriam na forma de *insights*, que chegavam como presentes para Yessica e para mim.

Pinho (1992), afirma que "[...] geralmente as disfonias funcionais apresentam bom prognóstico, quando tratadas através da fonoterapia, desde que haja conscientização dos mecanismos vocais deficientes utilizados e disposição do paciente em modificá-los"[35].

Isso ocorria claramente com Yessica, quando numa sessão, ao prestar atenção em sua ressonância normalmente laringofaríngea, observou que sua laringe ficava mais aliviada quando passa-

---

35. PINHO, M., *op. cit.*, p. 52.

va a ser mais nasal. Nesses momentos dava-se conta de que havia a possibilidade de controle da voz. Disse: "Eu não tô falando muito alto, porque quando eu tenho que falar alto, como eu não sei falar direito pela cabeça... ai Lilia, sabe, o que que eu tô fazendo que eu já percebi... tem horas que eu penso, eu vou falar por aqui!" (indicando que iria emitir a voz nasal). Por sua fala eu notava que ela começava a ter a percepção e o conhecimento dos mecanismos vocais, bem como a consciência de como eles podiam ser mais bem utilizados.

Nesse período, deu-se conta de que não avaliava adequadamente sua voz, pois, ao chegar a uma sessão bastante cansada, percebeu que sua voz estava fininha e baixa. Sua observação não coincidiu com a minha que, ao contrário, observava sua voz menos metálica e bastante boa naquele dia. Retornamos ao gravador para que pudéssemos escutá-la e reavaliar sua voz de modo mais detalhado. Ao fazê-lo, Yessica comentou: "Então esse deve ser um problema da minha observação que não está condizendo, não é?". Percebeu nesse momento que sua sensação a respeito de sua voz não correspondia à forma como esta soava aos ouvidos de quem a escutava. Assim, perguntei-lhe se antes de se escutar ela achava que sua voz estava mais fina do que na realidade estava, ela respondeu que sim, mas agora, ao se escutar, via que era diferente. Ela disse: "[...] na hora que eu tava falando, eu tava achando que ela tava fina e baixinha. Não sei se é porque eu tava sentindo cansada eu tava achando que eu tava assim". Logo em seguida reconheceu não estar avaliando bem sua voz, e quis que eu confirmasse minha observação sobre ela.

Saber avaliar a própria voz é importante, como afirmam Behlau e Pontes (1995):

> O objetivo do trabalho de psicodinâmica vocal é levar o indivíduo a reconhecer os elementos de sua qualidade vocal que foram condicionados durante a vida.

Através da conscientização desses fatores, o paciente poderá realizar as mudanças necessárias até descobrir uma expressão vocal espontânea. Pelo trabalho de psicodinâmica vocal o indivíduo traz ao consciente as informações que sua qualidade vocal contém e os efeitos da sua voz sobre o ouvinte.[36]

Quando Yessica me pediu para dar minha opinião a respeito de sua voz, respondi que esta não me parecia fina e talvez ela estivesse com a garganta mais relaxada por causa do cansaço. Yessica negou minha afirmativa e numa súbita revelação, mencionou o motivo dessa mudança: num tom muito alegre, declarou que havia arrumado um namorado.

A relação da voz boa com o fato de ter agora um namorado é importante para lembrar, como diz Reich, a relação entre a voz e a realização da capacidade de amar, liberando energia no corpo que transparece também na voz.

Yessica continuava a fazer todos os exercícios com o maior afinco e atenção. Sua percepção da voz aumentou bastante, passando a sentir sua vibração em outras partes do corpo. Mostrava assim estar mais sensível a ela, chegando a senti-la até mesmo nos braços, indicando essa percepção maior atenção para a voz no corpo, atenção extremamente necessária para o controle vocal. Sentia as vibrações e, embora cansasse ao realizar alguns exercícios, continuava a fazê-los.

Reich (1933/1995) pontua a sensibilidade para as vibrações no corpo como um sinal do afrouxamento das couraças musculares. Essas vibrações são a percepção do movimento das correntes vegetativas depois de liberadas da rigidez muscular que as paralisava. Como ele mesmo afirma: "[...] a liberação das atitudes musculares rígidas produzia sensações corporais peculiares

---

36. BEHLAU, M. e PONTES, P. (1995), *op. cit.*, p. 211.

nos pacientes: tremor involuntário e contrações dos músculos, sensações de frio e de calor, coceira..."[37].

Em outro momento também afirma: "[...] quer reativemos emoções a partir da couraça de caráter por meio da 'análise do caráter', quer as liberemos da couraça muscular por meio da 'vegetoterapia', permanece o fato de que, nos dois casos, produzimos excitações e movimentos plasmáticos"[38].

Yessica continuava estabelecendo ligações entre suas atitudes corporais e seu caráter tornando-se estas cada vez mais claras.

Continuávamos a fazer o relaxamento, mas Yessica freqüentemente ficava com os olhos abertos. Eu já havia pedido a ela em outras ocasiões que fechasse os olhos, e o fazia não só por saber que Yessica era bastante controladora, mas também por precisar continuar liberando as tensões presentes em seu anel ocular. Com esse trabalho, eu buscava eliminar seu controle às minhas reações e ao que ocorria no ambiente durante o relaxamento, além de lhe impedir que desviasse a atenção de seu corpo. Nesse dia, pela primeira vez, ela revelou ter dificuldade de fechar os olhos e reconheceu que isso ocorria porque perdia o controle sobre o que acontecia a seu redor. Indicava assim um traço do caráter compulsivo, por ter a necessidade de manter tudo sob o seu controle. O fato de ela reconhecer sua necessidade de controlar o ambiente mostrou-me que eu estava no caminho certo em meus enfrentamentos à sua couraça muscular e caracterológica.

Por outro lado, era extremamente importante que Yessica se desse conta desse aspecto de seu caráter, pois ele estava em parte relacionado a seu problema de voz. Era necessário, portanto, que houvesse também uma modificação do caráter para que a voz fluísse de um melhor modo, pois, por ser ela expressão corporal e

---

37. REICH, W. (1942). *op. cit.*, p. 231.
38. *Ibidem*, p. 331.

emocional ou um traço do caráter, não podia ser mantida sob o controle consciente da mente.

Nesse período de terapia, Yessica começava a aprofundar suas observações identificando alguns sentimentos que surgiam ao fazer os exercícios, como por exemplo em um exercício de expansão do corpo. Este objetiva a percepção dos pontos de tensão, pois evidencia aqueles que o cliente não consegue expandir. Já havíamos feito esse exercício outras vezes e, embora eu já tivesse observado sua dificuldade, não lhe havia apontado nem dito que esta ocorria sempre que ela tentava expandir a região da garganta e da boca. Nesse dia, quando chegamos na região da garganta ela subitamente interrompeu o exercício abrindo os olhos. Tentei fazê-la continuar, mas ela não conseguiu e disse andar tensa e ter mordido toda a sua língua. Pela primeira vez pontuei o momento do exercício em que sua agitação havia começado, isto é, quando iniciava a expansão da garganta, dos olhos e ouvidos. Disse-lhe também que nesse ponto ela interrompera o exercício. Yessica reconheceu que isso havia ocorrido, e esse foi o primeiro passo para o reconhecimento de sua dificuldade.

O mesmo aconteceu quando fazíamos um trabalho para aumentar a intensidade do som, que ela subitamente interrompeu. Quando lhe apontei isso, ela respondeu: "É que me incomodou, entendeu? Aí quando me incomodou aí...". Novamente aceitava e reconhecia seus bloqueios a um aprofundamento do trabalho corporal, justamente quando estes atingiam o anel cervical.

Aos poucos, ela mesma começou a identificar os bloqueios e as emoções que surgiam durante os exercícios. Numa sessão em que fazia algumas inspirações e expirações mais fortes, ela disse: "Posso falar uma coisa? Quando eu faço isso eu tenho medo!". Eu perguntei então o que temia, e ela respondeu: "Esse negócio vai me dando medo, como se eu estivesse entrando num lugar que eu não conheço". Respondi que achava importante ela reconhecer esse medo, mas considerar que aprofundar essa sensação eliciaria o surgimento de questões emocionais que não seriam trabalhadas no atendimento fonoaudiológico. Conseqüentemente, disse: "[...] nós não vamos chegar na questão emocional toda, eu acho que você está chegando lá, entendeu, então vamos ficar mais na voz. Porque senão a gente perde o nosso objetivo. Então, sente a sua respiração. Até você sentir que está ficando um pouco mais tranqüila. Só sente a respiração tranqüilamente... sente os pés no chão...". Não quis aprofundar o medo naquela ocasião, pois acompanhava Reich (1942/1976) quando pontua que "[...] não é a memória que em determinadas circunstâncias produz um afeto, mas é a concentração de uma excitação vegetativa e a sua irrupção que reproduzem a lembrança"[39].

As palavras de Yessica me fizeram entender que o sentimento de medo não tinha aparecido com toda a força e como uma lembrança clara e afetiva. Parecia-me que ela buscava uma explicação intelectual para ele. Por isso, seguindo Reich, considerei não ser importante pensar no medo, pois uma memória intelectual desse sentimento não seria útil e, por outro lado, o aprofundamento na lembrança corporal e afetiva poderia aumentar a angústia e trazer elementos que não poderiam ser contidos num trabalho fonoaudiológico.

Observei, porém, que Yessica aproximava-se dos sentimentos mais profundos ligados a seu problema vocal, mostrando a evolução do atendimento. Ela começava a estabelecer as ligações entre as emoções que surgiam nos exercícios e suas dificuldades relacionadas à voz, dando assim os primeiros passos para estabelecer as ligações entre o caráter e a voz. Cabia-me acompanhá-la nesse movimento, aprofundando o trabalho até o limite de contenção do atendimento que realizava.

Isso ficou bem claro na décima sétima sessão, quando chegou muito preocupada com as aulas que estava dando e as difi-

---

39. REICH, W. (1942), *op. cit.*, p. 265.

culdades que encontrava para lidar de modo equilibrado com a turma. Não queria ser autoritária e acreditava que o fato de ser democrática estava sendo confundido pelos alunos com o ser permissiva. Falou ironicamente dessa sua dificuldade e de sua vontade de chorar diante dela: "É porque hoje eu só não chorei porque sou uma pessoa FORTE! Mas a minha vontade era de ter chorado". Disse também que teria de ser mais firme justamente agora no início das aulas. No entanto, ela mesma confundia firmeza e autoridade com agressividade: "Só que pra mim isso aí é muito próximo da agressividade. Se eu fico muito assertiva, isso é muito agressivo pra mim. Isso é uma coisa que eu queria ser menos, na minha vida". Perguntei, então, como ficava a voz nessa questão. Ela respondeu: "É que é assim, ó, eu tenho essa agressividade forte! E às vezes não sei como falar o que eu quero sem... entendeu? Sem me preocupar...". Seguiu-se então o seguinte diálogo:

L: Você segura na voz?
Y: Seguro. Eu não falo.
L: Você segura a agressividade?
Y: Seguro. Porque minha agressividade são as minhas palavras. Porque eu sou capaz de cortar pessoalmente.

Depois disso, pedi a ela que experimentasse dar a bronca que gostaria de ter dado nos alunos e sentisse sua voz, ao que ela respondeu: "Eu vou chorar". Disse, então, que não queria ser agressiva com a turma. Comentei que o problema não parecia ser o de agressividade, mas perguntei o que a fazia chorar. Ela respondeu que estava triste por vários motivos: porque ia mudar de casa; porque tinha um novo trabalho e, o último deles, porque tinha de crescer! Tinha de colocar limites para ela mesma e também para a turma. Falou: "Eu tenho que ficar o tempo todo colocando limites nos meus alunos, e eu tenho que ficar o tempo todo: Psiu, silêncio, psiu, não sei o que lá! Gente, tem que prestar atenção!".

Perguntei se seria difícil para ela, estando do outro lado, escutar essas coisas. Yessica confirmou que sim e eu comentei que outras vezes ela já havia trazido a dificuldade de decidir entre ficar quieta ou falar demais. Yessica respondeu que essa era uma questão difícil para ela, que muitas vezes dizia, brincando, que gostaria de ser tímida, mas na verdade essa era uma questão muito séria, pois de fato não é uma pessoa tímida. Seguiu-se, então, o seguinte diálogo:

Y: Porque eu não sou uma pessoa tímida.
L: Eu entendi. Você queria ser.
Y: É, mas... essa exposição...
L: Tem a ver com a fala ?
Y: Tem muito a ver com a fala. Sabe, o que eu estou pensando da fala? A minha mãe, ela fala muito...[...]...ela trabalha falando muito.
L: Ela é vendedora.
Y: Ela tem mil e tantos... ela faz reuniões, então eu sempre via ela falando. Ela tem uma voz alta, acho que tem a ver. Eu acho que tem a ver com isso, que às vezes eu me envergonho...

Esse foi um momento extremamente importante, e achei que Yessica já tinha se aproximado de muitas dificuldades relacionadas com sua voz naquele dia. Também continuava buscando uma reação corporal e afetiva mais clara de todos os seus sentimentos ligados à fala e à voz, portanto disse a ela que pensasse um pouco mais em tudo o que havia dito propondo em seguida um exercício que ela não conseguiu fazer. Disse que ficou pensando numa música: "Quando eu soltar a minha voz... eu vou me entregar, mas eu não consigo". Continuou depois dizendo: "Ai, meu Deus! Por que eu não consigo? Aí eu pensei que é porque eu nunca pude fazer isso (soltar a voz), e acho que agora tem outro momento, tem essa coisa, por conta do meu pai beber eu sempre tive que estar muito alerta para o que ia acontecer, que era pra poder evitar... bronca. E eu vivo assim até hoje. Às vezes eu nem tenho que evitar nada e eu me protejo antes".

Aprofundando-se ainda mais no conhecimento de seu sintoma vocal, Yessica começou a aperceber-se de que este talvez não decorresse apenas de uma deficiência ligada ao mau uso do aparelho vocal, pois quando se sentia segura, sua voz era boa e todos a escutavam. No entanto, não estava ainda segura desses fatos. Com relação a isso comentou:

> E a minha voz falando nisso, lembra que eu te falei que quando estou segura do que eu tô falando eu falo alto, todo o mundo escuta...[...]... Agora, hoje, quando eu fui ver, teve uma hora que a minha voz que eu via que tava tremendo, tava assim, ó, meu Deus, quantos sinais eu tô dando da minha insegurança. Mas o que eu podia fazer, na hora eu não consegui... Reverter.

Disse também que veio para a sessão sem querer falar sobre isso, pois não queria gastar o tempo da fonoaudiologia com esses problemas, mas dava-se conta de que o tratamento fonoaudiológico talvez não mexesse apenas com seu problema vocal, mas com sua personalidade como um todo, e por isso trouxe o problema. Enquanto dizia isso, lembrou-se do exercício de tencionar e de relaxar, cuja realização deixou muito clara sua facilidade para manter a tensão, o que a levou a pensar: "Olha como eu sou, eu sou assim, então, já que tá tencionando, vamos estourar, né? Vamos acabar aí já não quero mais pedir ajuda já, não...".

Começava a perceber quanto era fácil para ela se contrair, extrapolando sua percepção para sua atitude tencional presente em sua voz bem como em outros momentos e outras situações. Disse: "[...] às vezes eu tô com frio, eu acordo de noite e tô com

A CLÍNICA FONOAUDIOLÓGICA E A PSICOLOGIA CLÍNICA

vontade de fazer xixi, eu não vou. Fico lá, segurando... e aí mais pra frente, quando tá ali doendo, que eu não agüento mais, aí eu vou".

Na décima oitava sessão eu lhe havia dito que ela deveria bocejar e suspirar muito. Como afirmam Prater e Swift (1986), a técnica do bocejo usa a função normal e vegetativa para relaxar a musculatura do trato vocal de que Yessica tanto precisava. Essa técnica é também indicada por vários autores (Beuttenmüller, 1995; Mello, 1992), com diferentes objetivos, pois, como dizem Behlau e Pontes (1995), a técnica do bocejo, também chamada de técnica do bocejo-suspiro "[...] é especialmente direcionada para reduzir os ataques vocais bruscos, auxiliar na projeção vocal e propiciar um ajuste motor mais equilibrado das estruturas do aparelho fonador[40]".

Yessica teve muita dificuldade em suspirar e bocejar, principalmente quando lhe pedi que fizesse isso com um som nasal seguido da vogal /a/, e às vezes seguido da vogal /i/, procurando conseguir, desse modo, a abertura máxima da faringe (Behlau e Pontes, 1995). Com grande dificuldade, Yessica fez várias tentativas, algumas das quais sem conseguir nenhum som. Quando afinal conseguiu, este era curto, contido, agudo, parecendo um pequeno gemido, correspondendo à nota ré4 e um sol4 feitas em estacato. Após tentar muito, ela comentou: "Suspirar é mais difícil! Bocejar eu já consigo bastante, mas ficar suspirando, ficar mmmaaaaa! Eu não consigo". Respondi que seu bocejo ainda dava a sensação de contenção, que era um som agudo e preso, que não dava a impressão da garganta mais relaxada. Yessica respondeu: "Pois é. Nem isso eu estava conseguindo fazer. Eu fazia tudo em silêncio. E agora comecei a fazer esses miados aí".

Embora seus progressos fossem imensos, o ocorrido na sessão a seguir exemplifica algumas dificuldades que ainda precisa-

---

40. BEHLAU, M. PONTES, P. (1995), *op. cit.*, p. 243.

riam ser trabalhadas. O fato aconteceu durante a realização de exercícios para posteriorizar a língua, que se faziam necessários porque Yessica a posicionava mais anteriormente. De acordo com Prater e Swift (1986), esse posicionamento da língua produz uma voz mais aguda, que soa infantilizada ou imatura, correspondendo, em parte, ao caso de Yessica. Além disso, ela apresentava pouca ressonância oral e sentia muita dificuldade em realizar os sons velares nos exercícios de percepção do trato vocal.

Durante a realização desses exercícios Yessica os interrompeu e começou a pensar em outras coisas. Ao responder à minha indagação quanto ao que tinha ocorrido disse que, à medida que posteriorizava a língua, sentia a respiração mais difícil, e acrescentou: "Então eu senti dificuldade em fazer, como se ficasse mais difícil de respirar, botando a língua lá atrás, entendeu?", dizendo ainda que ao tentar colocar a língua lá atrás sentiu como se fechasse a garganta. Continuou: "[...] até agora, pensando nisso, lembrei uma coisa quando eu ando com alguém assim, eu não gosto que a pessoa ponha a mão aqui..." (no pescoço ou perto dele). "Não, eu prefiro que ponha aqui, no ombro" (distante do pescoço) "ou que segure a minha mão...". E prossegue: "[...] tem uns moços que andam com a mão aqui, eu falo: 'Não, tá muito fácil pra você me sufocar'". E ainda: "Então a sensação que eu senti falando o /ka/ é parecida com essa, de falta de ar". Lembrei Yessica de que em outras sessões ao trabalhar o anel cervical ela tivera sensações de medo. Assim, ela conseguiu relembrar essas sensações.

Reich (1942/1976) aponta que a tensão no anel cervical "[...] expressa uma angústia contínua de algo perigoso que possa sobrevir por trás; por exemplo, a angústia de ser agarrado pelo pescoço, golpeado na cabeça etc."[41].

---

41. REICH, W. (1942), *op. cit.*, p. 257.

A CLÍNICA FONOAUDIOLÓGICA E A PSICOLOGIA CLÍNICA 129

Ficava clara a presença de uma emoção forte nessa região, da qual aparentemente Yessica ainda não podia se aproximar, pois, quando propus que continuássemos com os exercícios de posteriorização da língua, interrompeu-me dizendo que já estava na hora de terminarmos quando, na verdade, ainda faltavam cinco minutos. Considerei que já tínhamos feito um trabalho que a tocara emocionalmente em quantidade suficiente para uma sessão e, por isso, talvez precisasse de mais tempo para elaborar o que havia sido feito para poder continuar com os exercícios que mexiam tão profundamente com ela.

Relato das sessões de 23 a 30

Nas sessões seguintes, a percepção de Yessica quanto às tensões que prejudicavam sua voz estava mais aguçada, mostrando um conhecimento de seu corpo que se tornava mais detalhado. Quando antes percebia generalizadamente uma área de tensão, agora a localizava com precisão, inclusive nomeando o músculo ou a região exata da tensão localizada. Esse conhecimento e a discriminação entre os diversos músculos bem como sua localização são, como afirmam Segre e Naidich (1992), bases importantes para a reeducação. Desse modo, Yessica foi capaz de identificar uma tensão e uma dor que anteriormente acreditara serem provenientes da nuca, dando-se conta de que elas ocorriam no esternoclidomastóideo. Esse seu conhecimento ficou evidente quando em determinado momento do trabalho disse: "[...] eu até peguei aqui para ver se a dor era aqui sabe (na nuca), e não era, é no músculo" (apontando para o esternoclidoamastóideo).

Por outro lado, várias atitudes de Yessica apontavam para a aprendizagem e a incorporação, em sua vida diária, das instruções para não abusar de sua voz que, como vimos, ela já começara a seguir desde as sessões anteriores. No entanto, essa aprendizagem era agora mais ampliada, pois Yessica seguia, simultaneamente, diversas instruções para evitar o abuso vocal de modo detalhado.

Um dos sinais dessa aprendizagem foi o de que vinha agora para a sessão de terapia com uma garrafinha de água na mão relatando que bebia água a todo o momento. Por outro lado, disse que passou a bocejar muito, indicando ter consciência da necessidade de relaxar seu trato vocal, conseguindo, com o bocejo, aliviá-lo temporariamente das tensões nele existentes.

Ainda mostrando a aprendizagem das instruções recebidas, observou que forçava a voz durante o riso, o que a levou a modificar seu modo de rir para não prejudicar a voz nesses momentos. Yessica relatou também que nunca mais ficara rouca, conseguindo falar com mais calma quando dava aula e ao mesmo tempo ficar em silêncio quando isso se fazia necessário. Relatou ainda que conseguira dar uma aula inteira num tom de voz mais grave.

Conseguir o tom mais grave significou uma grande conquista, já que uma das principais características de sua voz era o fato de ser aguda e metálica. Quando esta ficava mais grave, a sensação auditiva de sua voz melhorava muito. Por outro lado, o fato de procurar encontrar o melhor tom de voz indicava que ela começava a encontrar a voz boa, que já possuía dentro de si, confirmando a hipótese reichiana de que o organismo vivo, livre das tensões, é naturalmente bem equilibrado, possuindo inclusive a capacidade de auto-regulação, o que lhe permite encontrar seu melhor tom, aquele que lhe é natural.

Yessica dizia claramente que aprendera muita coisa desde o início do tratamento e reconhecia que havia melhorado em vários aspectos. Citou, por exemplo, que suas tensões na região do anel cervical haviam diminuído, reparando que em alguns exercícios, como girar a cabeça de um lado e de outro, os músculos que antes ficavam doloridos não doíam mais. Outro aspecto importante citado por ela foi o de que a massagem na laringe, que antes gerava muito incômodo, não era mais rejeitada, permitindo-lhe aceitá-la por mais tempo e sem ansiedade.

Por outro lado, algumas de suas dificuldades persistiam, como a de sentir a parte posterior da língua, trabalho já relatado, a qual se manifestara anteriormente, mas agora aparecia com mais constância e intensidade. Por exemplo, numa sessão, fazendo um exercício respiratório, pedi que procurasse sentir o ar atravessando a nasofaringe. Ela respondeu que era muito difícil sentir o ar nessa região e que, na verdade, não conseguia sentir toda essa parte do corpo. De fato, como vimos, sempre que chegávamos nesse ponto de seu corpo e nas sensações provenientes dele, Yessica sentia dificuldade e incômodo. Numa das vezes em que propus um trabalho de sensibilização mais detalhado dessa região, ela teve uma reação de vômito. Quando lhe perguntei o que sentira naquele momento, respondeu que não sentira nada, e logo em seguida disse que esse exercício era difícil.

Em outra sessão disse: "Sabe o que eu fiz um dia desses também?", e respondendo ela mesma à pergunta que havia formulado: "Eu fiquei respirando e abrindo a garganta...". Completou: "Tá um sufoco!".

Apesar de ter consciência de que quando chegava no anel cervical interrompia os exercícios, Yessica também tinha a sensação de conseguir, nas palavras dela, "abrir a garganta", a ponto de dizer numa sessão que já não reagia negativamente a esses exercícios. No entanto, essa melhora foi apenas temporária pois, algumas sessões depois, voltou a queixar-se de que não conseguia soltar a voz.

O fato de fazer os exercícios, apesar de todas as dificuldades, e conseguir algumas sensações livres de ansiedade talvez a tenha levado a dar respostas aparentemente contraditórias. Entre estas, a de fazer o exercício por livre e espontânea vontade, mas relatar que ao fazê-lo tinha a sensação de sufoco, assim como a contradição ao responder que não se incomodava de fazer um exercício, mas dizer logo em seguida que ele era difícil.

Aproveitando positivamente uma característica de seu caráter, Yessica teimava em tentar vencer suas dificuldades com bastante força e energia, fazendo os exercícios para o anel cervical em casa e sozinha, mas continuava com muita rejeição, reagindo fortemente às sensações que vinham dessa parte do corpo, ainda não conseguindo aceitá-las plenamente.

Um dia irritou-se ao não conseguir fazer um tom baixo pois, para consegui-lo, deveria ir para um tom mais alto e depois voltar para o mais baixo. Ela perguntou: "Eu nunca vou conseguir entrar num tom mais baixo". Eu respondi: "Ah, não faz mal, você está no começo, você não consegue esse controle agora porque está fazendo um treino". Ela quis saber se teria de sempre ir do tom alto para o mais baixo, e eu respondi que ela já estava conseguindo o mais baixo. Ela perguntou então: "Por que eu não consigo?", e eu respondi: "Porque você ainda não aprendeu!". Rimos juntas. Ela disse então: "Me irrita esse tom...", e eu pontuei o fato de ela se irritar por não conseguir aprender rapidamente o que queria, dizendo: "Você está muito acostumada a ser sempre a primeira...". Eu queria com isso dizer que ela estava muito acostumada a conseguir o que queria com facilidade e a ganhar sempre os concursos que fazia, ficando quase sempre em primeiro lugar.

Sua postura com relação aos exercícios deixava em evidência suas atitudes caracterológicas, que agora já podiam ser abordadas mais claramente, pois ela mesma começava a comentá-las comigo. Por exemplo, numa sessão, ao fazer um exercício para fortalecimento da musculatura da língua, sentiu muita dificuldade de seguir as instruções que eu lhe dava. Pedi que tentasse diversos movimentos e ela, inconsciente e independentemente de sua vontade, conseguiu realizá-los algumas vezes. Quando lhe apontei que ela conseguira fazer um movimento com a língua ela respondeu: "Só que eu não o estou controlando!", manifestando mais uma vez a necessidade de controle.

Essa necessidade era outro aspecto de seu caráter que influenciava diretamente o trabalho com a voz. Querer aprender rápido, sem ter paciência com o ritmo que o corpo exigia, reforçava sua atitude de querer controlar o corpo para obter o resultado pretendido o mais rápido possível.

Mas, mesmo em relação a seu caráter, algumas modificações foram ocorrendo. Relatou que estava mais relaxada, esquecendo muitas coisas e dando-se o direito de dormir algumas tardes ou nas horas livres. Esses fatos eram inéditos em sua vida e a entusiasmavam, embora também a assustassem, fazendo que em alguns momentos tivesse vontade de voltar atrás e ser o que era. Confessou numa sessão: "Então, agora tudo o que eu quero é relaxar! Eu quero dormir! Eu quero descansar! Gente, é demais!". Em outra falou: "Eu perdi minha bolsinha de caneta e o meu cachecol!", fato que lhe era também inédito, pois, sendo controladora, nunca perdera nada e tinha tudo extremamente organizado. Ainda outra vez afirmou: "Então, em vez de ficar fazendo milhões de coisas como eu sempre faço, eu disse: "Vou deitar aqui, e dormir". Ao relatar esses fatos ria, mostrando-se feliz com eles, mas ao mesmo tempo questionava-se dizendo: "[...] se eu estivesse nesse ritmo no ano passado, eu não teria feito o que eu fiz ano passado. Tá muito exagerado eu preciso voltar atrás!", ou ainda: "Às vezes eu fico culpada".

Esse novo comportamento não era habitual para ela e a fazia estranhar sua nova atitude que eu considerava bastante sadia, pois indicava que não apenas sua voz mudava.

Embora Yessica ainda tivesse muitas dificuldades a serem superadas, optei por iniciar o trabalho com o anel pélvico devido aos grandes progressos já obtidos pois, seguindo a lógica reichiana, esse anel deveria ser o último a ser trabalhado.

Esse anel, que inclui todos os músculos da coxa, o músculo do esfíncter anal e os músculos glúteos, se contraído, de acordo com Reich (1933/1995), contém, no seu estado enrijecido, sentimentos de raiva e desprezo que dificultam a expressão sexual resultando em impotência nos casos mais graves.

Tão logo iniciamos esse trabalho, Yessica relatou que diminuíra sua tensão na cervical, mas aumentara sua dor na lombar. Chegou a pensar que poderia ter ocorrido uma transferência da tensão de uma região para outra. Tal fato pode realmente ter ocorrido pois, como escreve Lowen (1982), pode haver uma relação entre a ocorrência do alívio de tensão na parte superior das costas e a conseqüente tensão na região lombossacral devido à posição da pélvis. Se esta se coloca para a frente, pode proteger a região lombossacral. Se, porém, esta se posiciona para trás, a tensão presente na parte superior das costas exercerá mais pressão sobre a região inferior, provocando dor. Afirma ainda o autor que a proteção da lombar "[...] será inutilizada se a pessoa fizer um esforço considerável para erguer-se e enfrentar a situação. Quando isto acontece, como, por exemplo, no decurso da terapia, a pessoa sente dores na parte de baixo das costas".

Yessica enfrentava na terapia fonoaudiológica diversos problemas relativos à sua voz que eram ainda mais intensificados pelos movimentos pélvicos que fazíamos nessa fase do trabalho.

Na concepção loweniana, a estrutura do corpo de Yessica, com ombros largos e eretos, indica a possibilidade de carregar peso ou responsabilidade nas costas. Essa leitura condizia com as atitudes de Yessica diante da vida, de querer controlar e assumir responsabilidades, às vezes até além de sua possibilidade. Por outro lado, Yessica vinha manifestando a necessidade de abandonar um pouco esse controle, como vimos anteriormente, em sua atitude de esquecer as coisas, a qual nunca imaginara que pudesse assumir. O trabalho no anel pélvico veio acentuar essa direção que ela já vinha assumindo, isto é, seu corpo simbolicamente reagia como ela, liberando suas tensões na parte superior das costas, ao mesmo tempo que enfrentava as situações, tendo como decorrência o aumento da dor na parte inferior.

Sua sensação com relação à sua voz modificou-se, passando a reconhecer que às vezes tinha uma voz forte, nos momentos em que defendia suas idéias. Contou que certa vez, numa reunião com a equipe de trabalho, discutiu com sua chefe: "Eu tava falando uma coisa e ela falando mais alto, e ela falou: 'Você está gritando!'. Eu falei: 'Se você não me deixar falar, eu vou gritar mais alto ainda. Eu sei fazer isso'. Sai debaixo!". Contou também que nessas horas sua voz era ótima, mas depois ela não ficava nada bem, relatando que: "Depois que acaba eu tô um caco, mas na hora... Mas eu tô um caco aqui, que dói, tô um caco porque é aquela coisa de ficar brava. Porque aí ninguém me segura. Não tem quem me segure. Não tem".

Soltar a voz, ou ter uma voz potente, parecia ter o significado de uma agressividade que não estava sob seu comando ou que estaria sob seu controle apenas quando fosse liberada pela violência pois, em outro momento, disse: "Então eu não sei o que é soltar a voz. Talvez não seja tão diferente quanto estou querendo fazer, mas soltar a voz é poder ter essa potência quando eu quero. Tem vezes que eu não tenho. Não sei se eu já te falei. Tem vezes que eu não tenho. Eu tenho assim, quando eu me violento pra poder..." E completa: "Quando eu tenho que me defender, por exemplo, eu sei fazer isso. Não é que eu não saiba, eu sei, mas não é bom pra mim. A maneira como eu faço não é legal. É muito violenta. Não só pra pessoa que recebe, mas pra mim, que faço."

Como já disse, a questão da força ou potência vocal para Yessica estava ligada de algum modo à agressividade, da qual ela se dava conta na medida em que trabalhávamos o anel pélvico. Se essa hipótese fosse verdadeira, como me parecia ser, essa seria a razão pela qual não distinguia bem entre potência vocal e um grito. Com respeito a isso, Yessica considerou: "Mas às vezes, em sala de aula..., se eu tivesse um tom de voz assim mais forte, não digo gritar, mas é uma coisa que eu não consigo...".

À medida que Yessica melhorava em todos os sentidos, tanto com relação à sua voz quanto a seu comportamento e suas atitudes, demonstrando uma transformação significativa em seu modo de ser, um aspecto de extrema importância, em que ela havia tocado apenas brevemente em sessões anteriores, voltou a ser retomado por ela com mais força e clareza. Ele dizia respeito à sua observação de que a voz de sua mãe era forte e potente. Quando fizera esse comentário, deixara transparecer um sentimento ambíguo de inveja dessa potência, ao mesmo tempo que manifestara admiração por essa capacidade da mãe. Falou também da voz de seu irmão, que, de acordo com ela, não cantava tão alto quanto sua mãe ou seu pai. Naturalmente essas questões eram centrais e relevantes na formação de seu caráter e estavam bem relacionadas ao trabalho com o anel pélvico.

Eu nunca abordara esse fato, pois a linha de trabalho que adotara era a de esperar que ela chegasse aos fatos sem que eu os interpretasse. Yessica, no entanto, continuou trabalhando esse ponto no tratamento fonoaudiológico. Na sessão seguinte disse que pensava na potência de voz de sua mãe e de uma amiga, C., com quem se relaciona com bastante freqüência dizendo: "A C. e a minha mãe, elas têm uma potência de voz, que é até exagerada! Tem que fazer ao contrário, tem que diminuir. Elas duas conversando quase gritam, chegam a me incomodar! Eu não gosto de falar tão alto".

O sentimento de inveja, mas também de rejeição dessa voz potente, sobretudo em mulheres, vai aparecendo cada vez com mais clareza, chegando a ser verbalizado por ela. Isso ocorreu numa sessão em que, discutindo o significado da voz alta como sendo diferente da voz intensa, comparou a força de voz de sua amiga C. com a de seu namorado. Conta que, passando o fim de semana com eles, reparou no tom de suas vozes e disse: "[...] eu não sei quem fala mais alto! E aí é impressionante como a coisa vai contaminando! Então um começa a falar mais alto, e o outro também, daqui a pouco tá todo mundo gritando, e eu, na casa dos amigos dele, que eu não podia, né, então eu falava: 'Gente! Vamos brincar de falar mais baixo! Vai estourar os meus tímpanos!'. Mas que força de voz que aqueles meninos têm, que inveja me dá!"

Ainda a admiração e a inveja da voz potente continuaram em outra sessão, quando comentou: "Como é lindo uma pessoa saber usar a voz!" Disse isso após ter tido a oportunidade de ouvir algumas atrizes falando. Comentou que uma delas: "[...] tinha que falar longe do microfone, de tanta potência que tinha a voz dela!"

Ela mesma expressava o sentimento de inveja dessa voz sem que eu tivesse anteriormente me referido a isso. E esse sentimento foi aparecendo cada vez mais, à medida que trabalhávamos a pélvis. Esse tipo de comportamento poderia ser esperado pois, à medida que liberávamos a pélvis, diminuíamos sua rigidez que, como afirma Reich (1942/1976), "[...] tem a mesma função do amortecimento do abdome, isto é, impedir os sentimentos; sobretudo os de prazer e de angústia"[42].

Ter inveja da voz da mãe não é um sentimento fácil para uma menina e deve ter-lhe provocado bastante angústia, que possivelmente ficou contida em sua pélvis contraída.

Aos poucos, as questões de sua voz ficavam manifestamente vinculadas à relação existente entre ela e a mãe, sem que ela se apercebesse desse fato, até que, afinal, pôde retomar claramente essa questão. Nesse dia, referindo-se a uma visita que sua mãe lhe fizera, relatou que forçava mais a voz na presença dela, mostrando assim que começava a estabelecer a relação entre a impotência de sua voz e seu sentimento de impotência diante da mãe.

O fato de Yessica fazer terapia psicológica auxiliava a percepção de seu modo de ser, facilitando o estabelecimento dessas relações e contribuindo para o tratamento fonoaudiológico.

---

42. REICH, W. (1942), *op. cit.*, p. 285.

Depois de uma interrupção de um mês para as férias, decidi dar-lhe duas charadas para que pensasse sobre sua voz. Eu não daria essa tarefa a qualquer cliente, mas Yessica buscava intensamente uma resposta para seus problemas e gostava da via intelectual para conhecê-los. Assim, achei que seria instigante dar-lhe charadas imaginando que isso a incitaria a refletir sobre seu medo de conhecer em mais detalhes seu problema de voz ou aquilo que a afastava dele, esperando que pudesse refletir sobre seu sentimento de inveja e impotência, que sugavam sua energia. A escolha das charadas foi feita com a intenção de despertar sua curiosidade, sem que eu tivesse uma resposta clara para elas. Uma delas dizia: Se eu entro numa casa, de alguém que eu não conheço muito, eu fico no *hall* de entrada; e a outra: o lago secou. Mas ele secou porque tem um vazamento.

Yessica ficou entusiasmadíssima com as charadas que lhe dei. Na sessão seguinte voltou dizendo que teve um *insight* com relação à primeira e revelou: "[...] eu já entendi, eu já entendi, sabe o que é? *É que eu peço licença para falar!* Eu entendi que era isso pelo menos. E que eu não preciso pedir essa licença pra ninguém. Eu tenho que me dar licença de usar a minha voz, porque eu não me dou. E como uma pessoa é uma pessoa não é mesmo... depois dessa tarde eu fiquei pensando... eu preciso me dar licença pra ser professora também, porque eu não ocupo o meu lugar dentro da sala de aula, tem dias que eu não ocupo, eu fico assim... (falando baixinho), que começa com a voz inclusive, né? Eu não uso a minha autoridade, não precisa ser autoritária, porque eu tenho medo de ser autoritária, porque também eu posso ser, então eu fico... vou lá... eu fico assim, quase humilde...

Neste momento eu disse: "É a voz de menina, de menininha, porque daí não pode ser adulto".

Sobre a charada do lago disse ser mais difícil, mas também ter pensado nela: "A do lago eu pensei que é alguma coisa que suga a energia da minha voz, mas eu não sei o que é". Confirmei que havia a idéia de uma energia que ia embora. Disse-lhe, no entanto, que ela deveria continuar pensando nesta última charada. Ela me perguntou se eu não ia dizer o que eu havia pensado a respeito da charada. Respondi-lhe que não poderia dizer nada, pois eu mesma não tinha respostas claras e achava que só ela poderia saber realmente o que acontecia com ela. Yessica lamentou dizendo: "Ah, Lilia, eu tava tão feliz que eu já tinha descoberto tudo, agora ainda falta...". Respondi que essa charada talvez fosse mais complicada, mas que ela deveria pensar nela. Eu lhe disse também que não poderia lhe dizer nada, afirmando mais uma vez: "Eu acho que você é quem sabe sobre a sua própria voz". Ela confirmou meu pensamento, e eu lhe revelei ter pensado na idéia de uma energia que ia embora, o que a levou a explicar: "Eu ponho toda a energia pra tensionar". Perguntei: "Pois é, mas pra se proteger de quê?". Ela retrucou: "Eu já ouvi isso! Por que você fica assim? Eu vou pensar, não sei ainda!".

Na sessão seguinte ela disse que ia conseguir resolver a charada do lago na sessão de psicoterapia, pois ia discutir sua competição, dizendo: "Porque esse tema de competição na minha vida está me enchendo a paciência, eu vou falar isso na minha terapia essa semana". Ela confessou estar cansada de competir e que essa sua atitude, de querer aprender rapidamente, era até pior do que competir. Ela disse: "É como se eu quisesse ter tudo ao mesmo tempo, entendeu? Querer ser perfeita é isso". Afirmou em seguida que queria ser sempre a primeira. Foi a primeira filha, a primeira neta, sempre foi muito amada, criando um modelo de uma pessoa que tinha de ser amadíssima por todos, sempre.

Alegrei-me com o fato de que ela ia discutir em sua terapia a questão da competição, pois esse tema estava relacionado com a inveja da voz de sua mãe. Com isso, eu confirmava que estávamos indo na direção certa, pois o tratamento fonoaudiológico a fazia prestar atenção nos diversos aspectos de sua voz que, por serem aspectos de seu caráter, remetiam a pontos nodais de sua estrutura psíquica levantando questões sobre seu modo de ser, auxiliando assim o tratamento psicoterápico.

O tratamento de Yessica progredia muito bem. Do ponto de vista do tratamento fonoaudiológico formal, ela poderia ter alta, pois já havia conseguido muitos progressos com a voz, relatando inclusive que as pessoas com quem tinha contato notavam que sua voz estava diferente, mais grave. Considerei que ela poderia ter alta. Contudo, diante das reações de vômito que ela ainda apresentava ao trabalhar o anel cervical, julguei conveniente continuarmos o tratamento até que esse aspecto de sua couraça se esclarecesse melhor.

De fato, talvez seu anel cervical não gerasse tanta angústia quanto originara antes, mas era ainda uma zona extremamente sensível de seu corpo que necessitava de muitos cuidados.

5

Reflexões sobre o
caso de Yessica

O atendimento de Yessica permitiu esclarecer as diferenças e os limites entre um tratamento fonoaudiológico e um psicológico diante de situações percebidas por mim como importantes para a definição de minha atuação. Essas situações foram facilmente identificadas por meio das dúvidas que surgiam sobre minha atuação, quando sabia que um deslize de minha parte poderia fazer com que me perdesse em meu papel de fonoaudióloga, confundindo a paciente e a mim.

Retomando essas situações-limite no atendimento realizado, procurei agrupá-las de acordo com a problemática levantada e a solução por mim encontrada em cada uma delas. Desse modo, cheguei a quatro situações:

- Como fazer para que a liberação das emoções ocorresse durante o trabalho corporal, e o que fazer diante delas.
- Como apontar as manifestações caracterológicas, ou os modos crônicos de agir da paciente para que ela se desse conta da amplitude do distúrbio de voz.
- O que fazer diante das dificuldades e resistências ao trabalho fonoaudiológico ou das transferências negativas que surgiam.
- O cuidado necessário para realizar essa terapia sem agredir as defesas da cliente e de modo que ela continuasse o tratamento fonoaudiológico percebendo tal tratamento

como um complemento importante e necessário ao atendimento psicológico.

As respostas encontradas com a utilização da perspectiva reichiana foram se explicitando ao longo desse atendimento, permitindo formular algumas reflexões que exponho a seguir.

Considerações a respeito do trabalho sobre os anéis da couraça muscular e a liberação das emoções neles incrustados

O objetivo do atendimento fonoaudiológico buscado por Yessica era melhorar sua condição vocal. Para que isso ocorresse seria preciso aumentar sua capacidade respiratória e extensão vocal, melhorar sua percepção e seu controle do mecanismo e da qualidade vocal e usar a ressonância oral para que houvesse melhor rendimento e menos esforço ao falar. Para que isso fosse possível, seria necessário trabalhar as tensões presentes em todo o seu corpo, em particular na região da laringe. Por outro lado, também seria necessário que ela se conscientizasse de seu mecanismo vocal, que percebesse quando abusava da voz melhorando a percepção da própria voz, entre outras condições.

A abordagem reichiana acrescentou outros aspectos que deveriam ser acompanhados no tratamento fonoaudiológico: a possibilidade da liberação das emoções presas nos anéis de tensão e a resistência oferecida pela cliente ao trabalho naquele anel específico.

Nesse tratamento esclareceram-se alguns critérios na abordagem desses aspectos.

Inicialmente foram trabalhados os anéis que permitiam maior liberação de emoção; em seguida, aqueles com os quais ela tinha mais dificuldade. Estes últimos eram repetidos em outras sessões até que ela conseguisse liberar as emoções ali presentes.

A CLÍNICA FONOAUDIOLÓGICA E A PSICOLOGIA CLÍNICA 143

Cada um dos anéis da couraça muscular foi trabalhado com o propósito de trazer à consciência as tensões neles existentes e seu efeito e influência na voz de Yessica. Desse modo, as tensões foram tratadas num nível consciente e cognitivo, por meio do relaxamento e de exercícios de consciência corporal nos anéis de tensão, de acordo com a especificidade de um trabalho de voz com as características da voz apresentada por Yessica. Esse trabalho resultou, às vezes imediatamente e outras vezes a longo prazo, na liberação das emoções entranhadas nos anéis.

Quando possível, eu auxiliava de diversos modos nesse trabalho. A princípio Yessica foi avisada da possibilidade de ocorrer a liberação de algumas emoções desde o começo do tratamento. Durante o trabalho, isso foi feito por meio de perguntas que eu formulava, procurando saber o que lhe ocorria durante a realização dos exercícios; por que não estava conseguindo fazê-los; o que pensava ao realizá-los; por que tinha se distraído; o que a impedia de fazer os exercícios do modo esperado. Também indicava que as dificuldades encontradas tinham um motivo, o qual ela precisava descobrir e entender. Quando percebia que ela estava com medo de liberar alguma emoção em seu corpo, eu a tranqüilizava dizendo que estávamos trabalhando sua voz e que as emoções seriam inconscientemente abordadas pelo trabalho objetivo que fazíamos. Acompanhando Reich, dizia a ela que, se o exercício estava difícil, deveria haver alguma razão para isso, indicando assim que suas dificuldades provinham de algo que ultrapassava seu corpo, mas me mantendo próxima a seu ego consciente, avançando desse modo na possibilidade de que ela se apercebesse, dentro de suas possibilidades, das questões que suas dificuldades corporais envolviam.

Às vezes eu sentia uma emoção que correspondia à que ela sentia, outras não; no entanto, não dizia qual emoção eu esperava ou de qual me dava conta. Em alguns momentos eu lhe perguntava que emoção havia surgido, e suas respostas por vezes me surpreendiam. Quando, por exemplo, ela negava a presença de qualquer tipo de emoção e aquilo não correspondia à minha percepção, eu sabia que algum sentimento estava sendo negado. Isso servia de indicação de que o trabalho naquele ponto de seu corpo tinha emoções estagnadas ou em estase. Por esse motivo, quase sempre eu esperava que ela mesma fosse capaz de expressar o sentimento que surgia, deixando claro que eu não tinha resposta para todos os fatos ocorridos no trabalho corporal.

Não me interessava saber os motivos das emoções, nem suas histórias de origem ou até mesmo a relação com o problema de voz. Estas, no entanto, foram surgindo naturalmente no decorrer do processo.

Minha expectativa de que ela descobrisse por si mesma os sentimentos que surgiam em seu corpo vinha da compreensão do princípio de auto-regulação que faz acreditar na capacidade de o organismo buscar autonomamente sua própria direção. Esse princípio remete também ao fato de que não é preciso, com relação às emoções que são liberadas e às conseqüentes reações corporais, trabalhar cognitiva e conscientemente com o cliente pois, nas palavras de Reich, "[...] é simplesmente impossível traduzir a linguagem do organismo vivo diretamente para a linguagem verbal da consciência"[1].

Além disso, é possível entender as expressões do cliente sem que ele as verbalize pois "[...] compreendemos os movimentos expressivos e a expressão emocional de outro organismo vivo com base na identidade entre nossas próprias emoções e as de todos os seres vivos"[2].

Tendo isso em mente, tornou-se possível acompanhar as emoções de Yessica, estando atenta e alerta para sua expressão emocional em meu próprio corpo, pois "[...] temos uma com-

---

1. REICH, W. (1933), *op. cit.*, p. 351.
2. *Ibidem*, p. 353.

preensão 'direta' da linguagem dos organismos vivos, baseados na identidade funcional das emoções biológicas"[3].

No atendimento de Yessica sempre considerei de extrema importância que ela mesma compreendesse que não tinha o controle de seus mecanismos corporais, que estes não podiam ser totalmente apreendidos pelo raciocínio lógico, pois a linguagem expressiva a que se refere Reich está fora do horizonte da linguagem verbal e representacional.

O tema da automatização dos mecanismos corporais que são feitos voluntariamente num primeiro momento e se tornam automáticos depois de muita exercitação e do abandono de seu controle consciente foi bastante abordado. Sempre afirmei que, para que a automatização ocorresse, era necessário confiar na possibilidade da auto-regulação e abandonar o corpo, deixando-o entregar-se a seu próprio ritmo biológico. À medida que isso ocorria, ela ficava mais consciente de seu mecanismo vocal e de seu funcionamento.

Tais considerações acima permearam toda a abordagem dos exercícios realizados com Yessica. Ficou claro que as emoções presas no corpo podiam ser compreendidas e liberadas sem seu controle consciente, que a consciência corporal só ocorre depois dos exercícios feitos conscientemente num primeiro momento e em seguida entregues à auto-regulação.

A presença das manifestações caracterológicas na realização da terapia fonoaudiológica

O modo como Yessica reagia aos exercícios foi dando visibilidade a alguns de seus modos crônicos e repetitivos de se comportar. Por meio destes, alguns aspectos de seu caráter foram se evidenciando, como sua dificuldade de se entregar aos sentimentos e ao con-

---

3. REICH, W. (1933), *op. cit.*, p. 353.

trole mental que exercia sobre si mesma para não se deixar afetar por eles. Outro aspecto que ficou nítido foi sua atitude crítica e seu perfeccionismo, mostrando uma exigência para consigo mesma e para com os outros que se manifestou repetidamente. Seu esforço, sua obstinação e teimosia para conseguir o que desejava eram tão grandes que várias vezes passava por cima das próprias necessidades.

À medida que essas reações caracterológicas se tornavam mais perceptíveis, eu me dava conta da analogia existente entre elas e sua reação corporal aos exercícios. Exemplos destas, entre outras, eram seu esforço para fazer muito bem os exercícios e controlá-los intelectualmente e sua capacidade de manter o corpo sob um estado de tensão por um tempo que ultrapassava qualquer limite razoável. Ao observar uma reação desse tipo nos exercícios, eu aproveitava a oportunidade para desvelar, quando possível, a reação corporal que evidenciava seu caráter. Isso não foi feito no modo como Reich propõe, isto é, apontando essas características na maneira de o cliente se comportar com relação ao terapeuta, mas no modo fonoaudiológico de atuar e em seu jeito de reagir diante do exercício que fazia. Eu indicava que ela precisava aprender a sentir, que não devia querer controlar os exercícios; ao contrário, deixar fluir as energias no corpo sentindo-as, sem querer exercer sobre elas qualquer ato de vontade ou impor qualquer padrão predeterminado de reação. Observava também que essa atitude era a mesma que ela precisava ter para com a voz.

Com o tempo ela mesma passou a perceber algumas de suas atitudes perante os exercícios e foi querendo modificá-las. Começou a explicitar sua necessidade de usar o intelecto e sua dificuldade em sentir. A partir disso, passou a fazer uma ligação direta desses fatos com seu jeito de ser na vida, relacionando-os também a seu problema de voz.

À medida que fazia essas relações, indicava que algumas questões levantadas na terapia comigo seriam levadas para ser trabalhadas na terapia psicológica.

O manejo das resistências e a transferência negativa no trabalho fonoaudiológico

Outros aspectos importantes que a aproximação à abordagem reichiana permitiu foram uma incorporação do acompanhamento mais consistente e um manejo mais adequado das dificuldades e resistências ao tratamento fonoaudiológico que tornaram o diálogo com a clínica psicológica mais perceptível.

Os momentos em que me defrontava com as resistências aos exercícios eram sempre inconfundíveis e me faziam sentir que pisava sobre ovos. Minhas dúvidas nesses momentos eram: explicitar ou não minhas percepções? Expor integralmente minhas observações? Até onde avançar? O que dizer? Apoiada no conhecimento reichiano, fui tomando as decisões conforme descritas no processo de Yessica no capítulo anterior, em especial nas primeiras sessões.

Diante dessas situações, minha decisão foi, na maioria das vezes, a de respeitar os bloqueios corporais e vocais de Yessica, sendo extremamente cuidadosa para não agredir suas defesas, deixando sempre nítido que nosso objetivo era o tratamento de sua voz. Portanto, numa primeira fase do trabalho com as resistências, de um lado explicitava que estava ante uma defesa; em seguida, quando os mecanismos corporais ficavam evidentes, mostrava o que estava ocorrendo, isto é, a interrupção do exercício; a preocupação com o que tinha de fazer; uma falta de sensibilidade, sensação ou avaliação de que sua voz não estava boa. Se as resistências não apareciam corporalmente eu as ignorava e aguardava algum esclarecimento que viesse dela mesma. Apoiava-me na orientação reichiana de que só deveria tocar num assunto quando a cliente falasse nele por si mesma, mas insistia na realização dos exercícios durante os quais Yessica apresentava dificuldades.

Eu tinha a consciência de que trabalhava as resistências e o caráter de Yessica por meio da terapia corporal tendo em vista o distúrbio no âmbito da fonoaudiologia. Dizia a ela que deveria fazer os exercícios para poder tratar de sua voz, mas deixava evidentes minha atenção e meu cuidado ante as dificuldades que pudesse estar sentindo no trabalho caracterológico e as emoções que surgiam, indicando que meu papel diante destas era o de ajudá-la a reconhecê-las e perceber sua presença.

Mantinha-me, portanto, em meu papel de fonoaudióloga com relação às resistências, sabendo que atingia com meu trabalho toda a estrutura caracterológica de Yessica, mas sem lhe revelar nenhum desses passos. Esse era mais um aspecto da abordagem reichiana, pois a tendência do autor, quando se dedicava à vegetoterapia, era de atingir os afetos pela atitude somática, evitando o rodeio pela estrutura psíquica.

Quando as dificuldades com os exercícios se tornavam extremas e quase intransponíveis, eu a apoiava sugerindo, por exemplo, que ela os fizesse de outro modo. Meu objetivo era que ela não desistisse de nosso trabalho. Sabia das dificuldades que ela poderia estar enfrentando, pois se tratava, nesse caso, de desestabilizar sua estrutura caracterológica, contra o que ela se defendia com bravura. Buscava dissolver a couraça nos pontos de menor resistência seguindo, mais uma vez, Reich em sua proposta de que, diante de uma barreira narcísica, dever-se-ia evitar inicialmente qualquer tipo de persuasão até compreendê-la melhor. Por esse motivo aguardava um momento mais propício para retomar os exercícios rejeitados por ela. Minha atitude decorria, também, do conhecimento reichiano de que o cliente deve, a princípio, saber que se defende, para depois conhecer do que se defende.

A segunda fase do trabalho com as resistências começou quando Yessica passou a relatar suas dificuldades com o tratamento e os exercícios, expressando, desse modo, sua transferência negativa tanto com respeito a mim quanto ao tratamento, pois ela já tinha a noção de que esse problema ia além de seu distúrbio de voz e estava relacionado com sua história de vida.

Iniciou dizendo que seu problema poderia ser psicológico, indicando assim que tinha dúvidas quanto a estar fazendo o tratamento correto ou, talvez, que não precisasse fazer um tratamento fonoaudiológico. Outras vezes dizia que os exercícios não faziam efeito ou que não davam o resultado esperado. Eu sabia que essas respostas eram uma tentativa de manter o equilíbrio neurótico, além de ser uma crítica à minha atuação. Via nelas a expressão da transferência negativa com respeito a mim. Minha atitude diante da transferência negativa, agora mais explícita, foi de ignorá-la conscientemente, embora eu a acompanhasse e soubesse o que ocorria.

Contrariava, desse modo, uma orientação reichiana em relação à sua proposta de análise do caráter pois, como já vimos, a transferência negativa é o primeiro aspecto que deve ser abordado com o cliente. No entanto, abordar a transferência negativa tornava-se extremamente inoportuno para o trabalho fonoaudiológico. Colocaria entre nós duas todas as questões afetivas referentes a seus relacionamentos que, para que pudessem ser trabalhados, desviariam totalmente o enfoque do trabalho fonoaudiológico, descaracterizando-o. Entrar nesse aspecto significaria fazer um tratamento psicológico.

Diante dessa situação pareceu-me pertinente dizer a Yessica que as dificuldades que ela sentia com o tratamento e eventualmente comigo eram dificuldades que tinha com os exercícios. Desse modo, pude abordar essas questões sem tratar de suas dificuldades diretamente comigo, mas com os exercícios, protegendo nossa relação de eventuais desencontros que não poderiam ser trabalhados numa situação terapêutica fonoaudiológica. Eu lhe dizia que fazer os exercícios era difícil, mas, que, por termos um objetivo claro no tratamento, ela conseguiria superar suas dificuldades em seu ritmo e no tempo que para ela fosse importante. Apelava assim para os aspectos cognitivos e as motivações positivas para o tratamento, afastando-me do complicado problema dos afetos na transferência negativa que não cabia a mim resolver. Dessa maneira, eu trabalhava com os fatos como se apresentavam e não como poderiam ser interpretados psicologicamente.

As considerações feitas até agora a respeito das resistências ao tratamento fonoaudiológico trazem à baila o problema da dificuldade de adesão do cliente a esse atendimento, cuja abordagem não foi concretamente tratada nesta clínica. Isso quer dizer que até hoje não há publicações sobre esse tema. As proposições reichianas permitiram uma aproximação a essa questão a partir das decisões que fui tomando nesses momentos críticos do atendimento, e com base no diálogo entre a clínica fonoaudiológica e a psicológica, possibilitando um manejo mais adequado desse problema.

A incorporação da voz como um traço do caráter pela cliente e considerações a respeito da alta na terapia fonoaudiológica

Acompanhando o processo de tratamento de Yessica, foi ficando óbvio que estávamos próximas de seu final. O aspecto que evidenciava isso foi uma transparência de suas expressões que denunciavam a relação de proximidade que estabelecia entre seu jeito de ser, suas emoções e sua voz. Desse modo, apareceram claramente a admiração e a inveja da voz potente, em especial das mulheres. Yessica também começou a relacionar esse sentimento ao fato de se sentir criança e impotente em algumas situações, passando a sentir necessidade de crescer e assumir-se adulta. O tratamento da voz transformou-se, assim, num aspecto essencial para seu autoconhecimento e crescimento, aumentando a importância do tratamento fonoaudiológico realizado.

Seu problema vocal ficou vinculado de forma mais clara a seus relacionamentos mais íntimos, com seu pai, sua mãe e seu irmão, embora ela ainda não se desse conta disso. Por outro lado, reconheceu os sentimentos que deixavam sua voz mais debilitada, como a tristeza e o medo. Ela estava perto da alta fonoaudiológica, sobretudo se considerássemos apenas os aspectos relativos à voz, que era reconhecida por ela e por amigos como tendo ficado mais grave, e o fato de Yessica saber cuidar dela, evitando e controlando as situações em que podia ocorrer o abuso vocal.

Yessica também reconhecia e deixava fluir os sentimentos que surgiam nos exercícios sem negá-los, aceitando-os e mostrando desse modo uma mobilização e fluidez das emoções.

A liberação da pélvis foi evidenciando o sentimento de impotência diante da mãe, sua inveja e competição. Destacava-se desse modo que o anel pélvico continha aspectos nodais de sua estrutura caracterológica dos quais ela já se aproximava.

A afirmação de Yessica de que discutiria em sua terapia a competição revelava que estávamos no caminho certo, pois o tratamento fonoaudiológico, trabalhando os aspectos de sua voz relacionados a seu caráter, remetia aos pontos importantes de sua estrutura psíquica. Estabeleceu-se, assim, um diálogo aberto e cooperativo entre o tratamento psicológico e o fonoaudiológico em que um contribuiu com o outro sem que um ou outro interferissem no trabalho realizado.

A liberação do anel cervical, por outro lado, como ficou evidente pelas reações de vômito que ocorreram, ainda requer mais trabalho. Por esse motivo, Yessica deverá continuar o tratamento fonoaudiológico até que essa reação seja mais bem compreendida.

6

Sobre a interlocução entre a clínica fonoaudiológica e a psicologia clínica

Por meio dessa interlocução foi possível elevar o trabalho corporal a um estatuto científico e contribuir para a constituição de uma ação corporal em fonoaudiologia, que se afasta da prática orientada subjetivamente ou baseada na intuição do terapeuta.

O uso desse referencial ilumina a unidade biopsicossocial do ser humano, deixando evidente que o corpo e suas reações não são desligados da pessoa que os apresenta, de sua história e do meio em que vive. Desse modo, os distúrbios da comunicação ganham outra dimensão, pois destacam-se sua identidade caracterológica e, portanto, sua equivalência aos modos de ser e reagir da pessoa que os apresenta.

O uso das técnicas corporais fonoaudiológicas, fundamentadas no olhar reichiano, norteia a decisão no momento da escolha dos procedimentos terapêuticos, tendo como base não apenas o distúrbio, mas também seu aspecto caracterológico. Esse fato dá nitidez ao caminho a ser percorrido no tratamento fonoaudiológico, mediante o seguimento das dificuldades encontradas pelo cliente e suas reações aos exercícios propostos.

A utilização do olhar reichiano evidencia as reações caracterológicas do cliente presentes no trabalho fonoaudiológico deixando transparecer as aproximações e os distanciamentos entre esse atendimento e o psicológico. O trabalho fonoaudiológico não se transforma, portanto, em um trabalho psicológico, mas traça um caminho próprio para lidar com as manifestações do sujeito.

Os fundamentos teóricos da prática corporal reichiana são utilizados como pano de fundo no acompanhamento e na compreensão das reações caracterológicas do cliente, o que possibilita o apontamento daquelas que se manifestam com mais evidência durante a realização dos exercícios. Esse apontamento permite a condução do cliente para a descoberta das manifestações de seu caráter. Isso se dá pelo desvelamento dos fatos como eles se expressam na ação concreta, sem que seja necessário lançar mão de interpretações psicológicas. O trabalho assim realizado possibilita ao próprio cliente dar-se conta da origem de suas reações como causas possíveis do distúrbio fonoaudiológico e da equivalência entre este e seu caráter.

Por meio dessa interface, estabelecida no contexto das corporalidades, são possíveis o esclarecimento e a diferenciação entre a técnica fonoaudiológica e a psicológica no atendimento do sujeito, o que permite lidar de forma própria com as transferências e resistências ao trabalho realizado.

A transferência é abordada em relação aos exercícios e não ao fonoaudiólogo. Desse modo, evita-se penetrar nas questões caracterológicas e afetivas profundas do cliente, o que, se fosse feito, afastaria o fonoaudiólogo de seu campo de ação profissional. Em outras palavras, interpretações da afetividade do sujeito conduziriam à exposição de aspectos nodais de seu caráter, transformando o atendimento fonoaudiológico em um atendimento psicoterapêutico. Abordar a fundo os afetos do cliente exige a formação específica do psicólogo que assim trabalha.

As resistências não são, portanto, abordadas diretamente, mas entendidas como dificuldades específicas à realização dos exercícios e como um incentivo à sua superação. Conduzido desse modo, o trabalho com as resistências se oferece na clínica fonoaudiológica como um recurso adicional para o enfrentamento do distúrbio e a condução do atendimento clínico-fonoaudiológico. Para que isso se realize, é necessário possibilitar ao cliente o real enfrentamento das dificuldades encontradas, abordando inicialmente as mais fáceis, que, depois de vencidas, servem de incentivo para a superação das mais difíceis. Assim, no tratamento fonoaudiológico incorporam-se os aspectos positivos das resistências ao tratamento.

A abordagem corporal na clínica fonoaudiológica, nos aspectos citados, afasta-se da abordagem reichiana, não enfrentando diretamente as resistências, no que se diferencia claramente do trabalho realizado nas psicoterapias. No entanto, o referencial reichiano mantém-se sempre presente como interlocutor que indica parâmetros a serem seguidos ou não nas decisões tomadas durante o desenvolvimento do trabalho com o cliente.

As condições psicológicas do cliente, evidenciadas na busca de autoconhecimento, nas vivências anteriores ou atuais da relação psicoterápica, influem na possibilidade de este expressar seus sentimentos durante a realização dos exercícios, o que auxilia todo o processo fonoaudiológico, especialmente no acompanhamento das emoções presentes nos anéis da couraça muscular. Esse aspecto do modo de ser do cliente, observado pelo fonoaudiólogo, ajuda a definir as possibilidades de explicitar e esclarecer suas reações afetivas reconhecidas à luz do conhecimento reichiano, colaborando para o delineamento do trabalho fonoaudiológico concreto.

A fundamentação e a sistematização dos atos clínicos realizados no estudo de caso que compõem este livro viabilizam a formulação dos princípios vistos, que auxiliam e ampliam o conhecimento de uma abordagem corporal fonoaudiológica. Permitem, também, apontar a necessidade de tomar algumas precauções. É preciso ponderar cuidadosamente a viabilidade, o momento e o modo de esclarecer o cliente quanto à amplitude do tratamento pretendido e de verificar a aceitação desse tipo de trabalho, pedindo a expressão dos sentimentos assim que eles ocorrem, observando as reações e as possíveis emoções que surgem no cliente, mas tendo a habilidade, quando necessário, de reservar essas observações para si mesmo, mantendo-as como pano de fundo que norteia as ações do fonoaudiólogo, independentemente da consciência que o cliente tenha desses fatos.

Esse percurso permite a superação das dúvidas acerca da pertinência das preocupações e da tomada de decisões durante a prática fonoaudiológica, dando-lhe consistência e auxiliando na superação de alguns dos incômodos e das insatisfações existentes nessa prática. Assim, nessa perspectiva, é possível não só indicar um caminho que os fonoaudiólogos poderão seguir no trabalho corporal como também mostrar a possibilidade de interlocução com os conceitos e as práticas de outras áreas que, adaptadas, poderão ser utilizadas de modo próprio à fonoaudiologia, preenchendo lacunas desse campo.

Após percorrer tantos caminhos na busca dos fundamentos necessários à minha prática clínica e viver os incômodos e as contradições inerentes à apropriação de saberes vindos de outros campos – que geravam a impressão de estar fora de um campo conceitual e teórico adequado à minha profissão –, foi possível, mediante a interlocução com a clínica psicológica, com base em uma abordagem corporal reichiana, transformar os conceitos daí advindos e incluí-los em meu trabalho diante dos aspectos que, a meu ver, não poderiam ser ignorados e deveriam ser trabalhados pelo fonoaudiólogo.

A superação de algumas tensões, ao mesmo tempo que se estabelece maior coerência e consistência na organização da práxis profissional, decerto, gera outras problematizações e aponta novas lacunas. É necessário, portanto, que o fonoaudiólogo, ao desenvolver sua prática, preserve um olhar crítico sobre as vivências e os questionamentos que ela provoca, mantendo um movimento contínuo de ida e vinda entre a teoria e a prática profissional, o que lhe permitirá gerar novos conhecimentos e inéditas práticas fonoaudiológicas, melhorando sempre a qualidade de seu trabalho e, conseqüentemente, a vida de seus clientes.

Referências bibliográficas

ALBERTINI, P. *Reich: história das idéias e formulações para a educação.* São Paulo: Ágora. 1994.

ALEXANDER, G. *Eutonia: um caminho para a percepção corporal.* São Paulo: Martins Fontes, 1991.

ANCONA-LOPEZ, L. *O papel profissional do fonoaudiólogo junto aos familiares de seus pacientes.* Dissertação de mestrado, Pontifícia Universidade Católica de São Paulo, 1992.

_____. Diálogo interdisciplinar: diagnóstico corporal fonoaudiológico e o diagnóstico psicológico reichiano. In: ANCONA-LOPEZ, M. (org.). *Psicodiagnóstico: eixos de referência,* no prelo.

BEHLAU, M.; PONTES, P. *Avaliação e tratamento das disfonias.* São Paulo: Lovise, 1995.

_____. *Avaliação global da voz.* São Paulo: Paulista Publicações Médicas, 1992.

BEUTTENMÜLLER, G. *O despertar da comunicação oral.* Rio de Janeiro: Enelivros, 1995.

BOADELLA, D. *Nos caminhos de Reich.* São Paulo: Summus, 1985.

BRIGANTI, C. R. *Corpo virtual: reflexões sobre a clínica psicoterápica.* São Paulo: Summus, 1987.

BRIEGHEL-MÜLLER, G. *Eutonia e relaxamento.* São Paulo: Manole, 1987.

CATTONI, M. E. M. Trabalho corporal no atendimento ao disfônico. In: LOPEZ FILHO, O. de C. *Tratado de fonoaudiologia.* São Paulo: Roca, 1997.

CIORNAI, S. (org.). *25 anos depois: Gestalt-terapia, psicodrama e terapias neo-reichianas no Brasil.* São Paulo: Ágora, 1995.

CIPULLO, M. As "franjas" de Reich: uma pitada fenomenológico-existencial no caldeirão das corporalidade. *Revista Reichiana,* n. 6, pp. 15-26, Instituto Sedes Sapientae, 1997.

_____. Psicodiagnóstico e corpo: uma proposta de diálogo entre Reich, Lowen e existencialidade humana. In: ANCONA-LOPEZ, M. (org.). *Psicodiagnóstico: eixos de referência,* no prelo.

160 LILIA ANCONA-LOPEZ

COOPER, M. *Modernas técnicas de rehabilitación vocal.* Buenos Aires: Médica Panamericana, 1979.

CUNHA, M. C. *Fonoaudiologia e psicanálise: a fronteira como território.* Tese de doutorado, São Paulo: Pontifícia Universidade Católica de São Paulo, 1997.

DYCHTWALD, K. *Corpomente: uma síntese dos caminhos do oriente e do ocidente para a autoconsciência, saúde e crescimento pessoal.* São Paulo: Summus, 1984.

FAVRE, R. Terapias neo-reichianas. In: CIORNAI, S. (org.). *25 anos depois: Gestalt-terapia, psicodrama e terapias neo-reichianas no Brasil.* São Paulo: Ágora. 1995.

FELDENKRAIS, M. *Consciência pelo movimento.* São Paulo: Summus, 1977.

FERREIRA, L. P. (org.). *Um pouco de nós sobre voz.* Barueri: Pró-Fono Divisão Editorial, 1992.

FERREIRA, L. P.; BARROS, M. C. P.; GOMES, I. C. D.; PROENÇA, M. G.; LIMONGI, S. C. O.; SPINELLI, V. P.; MASSARI, I. C.; TRENCHE, M. C. B.; PACHECO, E. C. F. C.; CARAÇA, E. B. *Temas de fonoaudiologia.* São Paulo: Loyola, 1984.

FERREIRA-SANTOS, E. O conceito de foco. In: SEGRE, C. D. (org.). *Psicoterapia breve.* São Paulo: Lemos, 1997.

FIGUEIREDO, L. C. *Modos de subjetivação no Brasil e outros escritos.* São Paulo: Escuta, 1995.

FRIEDMAN, S. *Gagueira.* In: LOPEZ FILHO, O. DE C. *Tratado de fonoaudiologia.* São Paulo: Roca, 1997.

GONÇALVES, C. S.; WOLFF, J. R., ALMEIDA W. C. *Lições de psicodrama: introdução ao pensamento de J. L. Moreno.* São Paulo: Ágora, 1998.

KYRILLOS, L. C. R. O trabalho de impostação vocal: relato de experiência. In: FERREIRA, L. P. (org.). *Um pouco de nós sobre voz.* Barueri: Pró-Fono Divisão Editorial, 1992.

LOWEN, A. *Bioenergética.* São Paulo: Summus, 1982.

_____. *O corpo em terapia: a abordagem bioenergética.* São Paulo: Summus, 1977.

MARCHEZAN, I. Q. Avaliando e tratando o sistema estomatognático. In: LOPES FILHO, O. C. *Tratado de fonoaudiologia,* São Paulo: Roca, 1997.

MAUTNER, A. V. In: CIORNAI, S. (org.). *25 anos depois: Gestalt-terapia, psicodrama e terapias neo-reichianas no Brasil.* São Paulo: Ágora 1995

MELLO, E. B. de S. *Educação da voz falada.* Rio de Janeiro. Atheneu, 1992.

MEIRA, M. I. M. *Gagueira: do fato para o fenômeno.* Tese de doutorado, Pontifícia Universidade Católica de São Paulo, 1982.

_____. O trabalho corporal em fonoaudiologia. Revista *Lugar em Fonoaudiologia.* Rio de Janeiro: Universidade Estácio de Sá, junho de 1990, n.º 3.

NAFFAH, N. A. *Paixões e questões de um terapeuta*. São Paulo: Ágora, 1989.

ORLANDI, E. P. *Discurso e leitura*. São Paulo: Cortez; Campinas: Editora da Universidade de Campinas, 1988.

PERAZZO, S. *Fragmentos de um olhar psicodramático*. São Paulo: Ágora, 1999.

PINHO, M. S. As "fendas glóticas" e a terapia fonoaudiológica. In: FERREIRA, L. P. (org.). *Um pouco de nós sobre voz*. Barueri: Pró-Fono Divisão Editorial, 1992.

PORCHAT, I.; BARROS, P. *Ser terapeuta: depoimentos*. São Paulo: Summus, 1985.

PRATER, R. J.; SWIFT, R. W. *Manual de terapéutica de la voz*. Barcelona: Salvat, 1986.

REICH, W. (1933). *Análise do caráter*. São Paulo: Martins Fontes, 1995.

_____. (1942). *A função do orgasmo: problemas econômicos sexuais da energia biológica*. São Paulo: Brasiliense, 1976.

REGO, R. Psicoterapia e corpo I – Biopsicotipologias. *Revista Reichiana*, São Paulo, nº 3, Instituto Sedes Sapientiae, 1994.

RODRIGUES, M. de C. *Práticas e representações corporais em fonoaudiologia*. Dissertação de mestrado, Pontifícia Universidade Católica de São Paulo, 1998.

ROGERS, C., ROSEMBERG, R. L. *A pessoa como centro*. São Paulo: Edusp, 1977.

SANDOR, P. et. al. *Técnicas de relaxamento*. São Paulo: Vetor, 1982.

SEGRE, C. D. *Psicoterapia breve*. São Paulo: Lemos, 1997.

SEGRE, R.; NAIDICH, S.; JACKSON, C. *Principios de foniatria: para alumnos y profesionales de canto y dicción*. Buenos Aires: M. Panamerica, 1992.

WEIL, P.; TOMPAKOW, R. *O corpo fala: a linguagem silenciosa da comunicação não-verbal*. Petrópolis. Vozes, 1992.

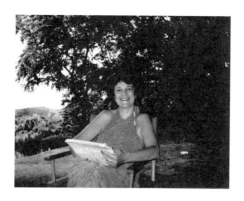

Lilia Ancona-Lopez é fonoaudióloga formada pela Pontifícia Universidade Católica de São Paulo (PUC-SP) e doutora em Psicologia Clínica pela mesma instituição. Psicodramatista formada pela Role-Play Pesquisa e Aplicação, realizou o curso de especialização de operadores orgonômicos pela Sociedade Brasileira de Orgonomia e Vegetoterapia.

Entre 1975 a 1982 lecionou na PUC-Campinas, e durante esses anos dedicou-se quase exclusivamente ao estudo e ao atendimento de casos de gagueira, exercendo a atividade clínica em consultório particular. Desde 1984 é professora da Faculdade de Fonoaudiologia da PUC-SP. Também dá aulas no curso de especialização e pós-graduação *lato sensu* de Formação em Psicodrama do Cogeae.

Lilia é membro da Comissão de Ética da Faculdade de Fonoaudiologia. Seu trajeto profissional foi permeado pela busca de fundamentos e consistência teórico-prática por meio de um diálogo interdisciplinar com a psicologia. Para suprir essa necessidade, depois de obter o título de mestre em Distúrbios da Comunicação na Universidade de Syracuse, em Nova York, voltou a São Paulo e buscou formação nas áreas em que era permitido o acesso de não-psicólogos.

LEIA TAMBÉM

CIDADANIA, SURDEZ E LINGUAGEM
Desafios e realidades
Ivani Rodrigues Silva, Samira Kauchakje e Zilda Maria Gesueli (orgs.)

O livro trata de uma das principais questões que se tem ao lidar com o indivíduo surdo: o papel da Língua de Sinais no contexto ensino-aprendizagem. Em decorrência do fato de a língua ser imprescindível para que o surdo possa se constituir como sujeito do/no mundo são discutidas questões pertinentes como as relativas à família, à comunidade, entre outras, que se constituem relevantes contribuições para a compreensão da proposta de ensino bilíngüe para sujeitos surdos. REF. 60073.

A CLÍNICA FONOAUDIOLÓGICA EM QUESTÃO
Maria Consuêlo Passos (org.)

Mais uma obra que expressa o que há de mais atualizado na área da fonoaudiologia. Os colaboradores e a própria organizadora tratam de questões como o trabalho com grupo terapêutico, o discurso da objetividade e da subjetividade na clínica fonoaudiológica, a supervisão, a inclusão ou exclusão do pai no atendimento, e outros temas selecionados a partir de dissertações de mestrado. REF. 60062.

PERSPECTIVAS ATUAIS DA FONOAUDIOLOGIA NA ESCOLA
Claudia R. Mosca Giroto (org.)

A polêmica em torno da ação fonoaudiológica em escolas é histórica. Neste livro estão reunidos artigos de renomados estudiosos do assunto, todos engajados em desvendar potencialidades até então pouco exploradas. O mérito maior desta obra é discutir propostas concretas de atuação fonoaudiológica diante das dificuldades socioeducacionais enfrentadas pelo país. REF. 60050.

PROCESSAMENTO AUDITIVO
Uma nova abordagem
Sylvia Freitas Machado

Os fundamentos neuropsicológicos da avaliação do processamento auditivo, o desenvolvimento da percepção, uma revisão dos testes e do material lingüístico utilizado neles são os temas dessa obra, que servem de base para avaliar a percepção da fala. REF. 60072.

IMPRESSO NA
sumago gráfica editorial ltda
rua itauna, 789   vila maria
02111-031   são paulo   sp
telefax 11 **6955 5636**
sumago@terra.com.br